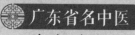

广东省名中医
曾宪进教授

U0214508

名中医

曾宪进
传承采菁

梁燕科 编著

SPM
南方传媒

广东科技出版社
全国优秀出版社

·广州·

图书在版编目（CIP）数据

名中医曾宪进传承采菁/梁燕科编著. —广州：广东科技出版社，2022.7

ISBN 978-7-5359-7738-0

Ⅰ．①名…Ⅱ．①梁…Ⅲ．①中医临床—经验—中国—现代Ⅳ．①R249.7

中国版本图书馆CIP数据核字(2021)第190580号

名中医曾宪进传承采菁
Ming Zhongyi Zeng Xianjin Chuancheng Caijing

出 版 人：严奉强
责任编辑：方　敏
封面设计：友间文化
内文排版：清远市长江印刷广告发展有限公司
责任校对：曾乐慧　李云柯
责任印刷：彭海波
出版发行：广东科技出版社
　　　　　（广州市环市东路水荫路11号　邮政编码：510075）
销售热线：020-37607413
http://www.gdstp.com.cn
E-mail:gdkjbw@nfcb.com.cn
经　　销：广东新华发行集团股份有限公司
印　　刷：佛山家联印刷有限公司
　　　　　（佛山市南海区科能路10号四栋三楼）
规　　格：787mm×1 092mm　1/16　印张16　字数320千
版　　次：2022年7月第1版
　　　　　2022年7月第1次印刷
定　　价：98.00元

如发现因印装质量问题影响阅读，请与广东科技出版社印制室联系调换（电话：020-37607272）。

目录 Contents

第一章 中医思想感悟 / 001

第一节 中医的五脏六腑 / 001

一、什么是中医 / 001

二、认识五脏六腑 / 002

三、五脏的功能 / 002

四、六腑的功能 / 004

第二节 生病的原因 / 005

一、疾病与心态的关系 / 005

二、疾病与饮食的关系 / 005

三、疾病与睡觉的关系 / 005

第三节 中医的理论方法 / 006

一、中医治病的方法 / 006

二、中医对药物毒性的认识 / 007

三、中医理论的突破 / 008

四、为什么说中医是仁术 / 008

五、中医如何辨证论治 / 011

第四节 如何学好中医 / 011

一、如何学好《黄帝内经》 / 011

二、如何学好《伤寒论》 / 012

三、如何学好《金匮要略》 / 014

四、如何学好温病学 / 016

第五节 中医养生观 / 017

一、中医养生学的特点 / 018

二、养生的目的和意义 / 019

三、中医养生的常用方法 / 020

四、服用中药的养生法 / 030

第二章 临证经验采菁 / 047

第一节 内科 / 047

一、感冒 / 047

二、咳嗽 / 049

三、肺痈 / 052

四、哮证 / 053

五、喘证 / 056

六、心悸 / 058

七、胸痹 / 061

八、眩晕 / 063

九、中风 / 065

十、不寐 / 069

十一、癫狂 / 071

十二、痫证 / 073

十三、胃痛 / 075

十四、呕吐 / 078

十五、泄泻 / 080

十六、痢疾 / 083

十七、腹痛 / 086

十八、便秘 / 088

十九、胁痛 / 090

二十、黄疸 / 092

二十一、积聚 / 094

二十二、鼓胀 / 097

二十三、水肿 / 100

二十四、淋证 / 102

二十五、癃闭 / 105

二十六、遗精 / 107

二十七、阳痿 / 109

二十八、郁病 / 111

二十九、血证 / 113

三十、消渴 / 119

三十一、内伤发热 / 121

三十二、虚劳 / 123

三十三、头痛 / 126

三十四、痹证 / 129

三十五、痿证 / 131

三十六、腰痛 / 133

第二节 妇科 / 135

一、月经先期 / 135

二、月经后期 / 137

三、月经先后无定期 / 139

四、月经过多 / 140

五、月经过少 / 141

六、痛经 / 143

七、闭经 / 145

八、崩漏 / 147

九、经断前后诸证 / 149

十、带下病 / 151

十一、妊娠恶阻 / 153

十二、妊娠腹痛 / 154

十三、胎漏、胎动不安 / 155

十四、堕胎、小产、滑胎 / 157

十五、妊娠肿胀 / 159

十六、产后恶露不绝 / 160

十七、产后发热 / 162

十八、产后身痛 / 163

十九、缺乳 / 164

第三节 儿科 / 165

一、肺炎喘嗽 / 165

二、惊风 / 168

三、厌食 / 172

四、食积 / 174

五、泄泻 / 175

六、疳证 / 177

七、遗尿 / 180

八、疖腮 / 182

第三章　经方验方撷英 / 185

一、女性不孕症方 / 185

二、儿科方 / 186

三、脑血栓方 / 188

四、生髓养络方 / 189

五、安眠方 / 189

六、腰痛方 / 189

七、利咽汤 / 190

八、排石汤 / 190

九、活血消肿汤 / 190

十、风疹汤 / 190

十一、哮喘方 / 190

十二、祛湿方 / 190

十三、心痛方 / 191

十四、治眩方 / 191

十五、止血散 / 191

十六、补血方 / 191

十七、清润止咳汤 / 191

十八、清热利咽汤 / 191

十九、生津养肺汤 / 191

二十、丹参通脉汤 / 192

二十一、健脾利湿汤 / 192

二十二、消炎消肿2号 / 192

二十三、清肺止咳化痰汤 / 192

二十四、五子益气汤 / 192

二十五、舒郁方 / 192

二十六、心悸方 / 193

二十七、补肾强骨汤 / 193

二十八、清热化痰汤 / 193

二十九、湿热方 / 193

三十、清热消痤汤 / 193

三十一、咽炎方 / 193

三十二、止咳化痰汤 / 194

三十三、养阴安神汤 / 194

三十四、颈康宁 / 194

三十五、输卵管通利汤 / 194

三十六、肌瘤汤 / 194

三十七、妇科方 / 194

第四章 临床医案举隅 / 197

第一章　中医思想感悟

第一节　中医的五脏六腑

一、什么是中医

过去没有"中医"这个称谓，在西学东渐后，为了与"西学"进行区别，人们提出了"中学"的概念，也就顺理成章地有了"中医"的提法。

"中医"的概念因"西医"而起，医的起处就在"中"上，落处也在"中"上，没有"中"，中医就无法构建，没有道可言。

《尚书·大禹谟》中有"允执厥中"四个字。尧将天下托付给舜时，嘱咐舜要"允执厥中"。舜将天下交给禹时，说了"人心惟危；道心惟微，惟精惟一，允执厥中"，这是舜帝告诫大禹，人心危险难安，道心却幽微难明，只有精心一意，诚恳地秉执其中正之道，才能治理好国家。"允执厥中"，落点就在一个"中"字，因此，弄明白"中"的含义，对于理解中医和中医精神至关重要。

《中庸》记载了对"中"的陈述："中也者，天下之大本也。"其意思是，万事万物的源头和开端，都要归到"中"的问题上。"中"在《说文》里是"内"的意思，从通俗的角度来看，跟"中"连在一起的是中间、中央和中心。

《素问·阴阳应象大论》中说："阴阳者，天地之道也，万物之纲纪，变化之父母，生杀之本始，神明之府也，治病必求于本。"我们可以发现，阴阳涵盖了天地。

阴阳是弥纶天地之道，无所不包。"阴阳"最基本的含义是什么？答案是相对。如天地，有天就有地，没有天就没有地；如男女，有男就有女，没有男就没有女；如黑白，有白就有黑，没有白天就没有黑夜。左右是相对的，动静是相对的，变化是相对的，甚至生死都是相对的，所以阴阳最基本的含义就是相对，离开相对就没有阴阳。正是因为有阴阳才有感，有阴阳才有氤氲。没有对象就无所谓感，无所谓交，无所谓氤氲。没有"中"的阴阳就是孤阳、独阴，换言之，阴阳有"中"的话，"感"就会随之而行，万物的化生也就顺理成章，万物才能协调运行。

所以说，"中"已经关系到宇宙万物的本体，也就是道体。从这个层面来讲，中医值得人们一辈子去学习和深入研究。

二、认识五脏六腑

五脏为心、肝、脾、肺、肾。六腑为小肠、胆、胃、大肠、膀胱、三焦。 心与小肠相表里，开窍于舌； 肝与胆囊相表里，开窍于目； 脾与胃相表里，开窍于口； 肺与大肠相表里，开窍于鼻； 肾与膀胱相表里，开窍于耳。

五脏六腑中的"脏"是指实心有机构的脏器，脏者，藏也。心藏神，肺藏魄，肝藏魂，脾藏意与智，肾藏精与志，故为五脏。五脏六腑中的"腑"是指空心的器官，有胆、胃、大肠、小肠、膀胱、三焦，受五脏浊气，名传化之府，故为六腑。

三、五脏的功能

1.心脏的功能

（1）支配意识。就是思考、记忆、判断等精神状态。心支配神气，所以心患病时，就会变得健忘，容易失眠，造成精神上的障碍。

（2）支配血脉。心能支配血脉，所以它和肝一样，与血虚及血滞都有连带关系。

2.肝脏的功能

（1）储藏血液。肝病会有血虚、血滞的现象，同样的，血虚、血滞也会引起肝病的发作。

（2）五脏之冠。有一个强健的肝，就不容易患疾病。反之，若是肝衰弱，就容易生病，身体衰弱、易患感冒、喉咙发炎、淋巴结肿大等都是肝功能异常引起的。

（3）厌恶拘束。肝有喜好舒畅、厌恶拘束的性质，所以精神上受到压力，肝就会动气、焦急，造成肝功能异常。更年期的障碍及高职位人群的职业病，都是这一类型的肝病。

3.脾脏的功能

（1）支配食物的吸收。脾将食物的营养吸收，并分解成容易吸收的养分，输送到全身各器官。因为脾脏异常，往往会使消化能力衰退，造成营养不良，身体消瘦。

（2）支配肌肉、手、脚。身体过胖、太瘦或手脚冰冷，不想活动都是脾功能异常的症状。

（3）支配血液。脾的功能衰退，就会造成血虚的现象和容易出血的情况。

4.肺脏的功能

（1）支配呼吸。空气经肺的呼吸作用进入人体内，供给所需的氧气。肺部异常，患气喘、咳嗽等呼吸器官的疾病。

（2）支配津液的循环。津液循环也在肺的支配下进行。肺若染患疾病，则会浮肿，皮肤会渐渐干枯。

（3）支配鼻子。鼻窦炎、鼻脓症的发生，表示肺已有毛病了。

5.肾脏的功能

（1）储藏精气。精气有三种功能。一是成长发育；二是吸收食物中的养分，成为血气的来源；三是支配生殖作用。肾有储藏精气的功能，所以有人称肾是人生命力的测量器，老化现象的出现就是肾虚的表现。

（2）支配体内水分。体内所有的水分都由肾来支配。浮肿、停滞、尿崩症、排尿次数频繁等，都是肾虚引起的。

（3）支配骨、耳、发。肾虚使人容易衰老，导致各种关节骨病、重听、头发脱落等现象的产生。

四、六腑的功能

1.胆的功能

胃、肠等器官何时进行消化工作，何时停止，都由胆来决定。最明显的例子就是睡眠，使所有的器官进入休息状态，需要相当的"决心"，所以胆虚的人常会失眠。

2.胃的功能

胃能将食物消化成容易吸收的养分。食欲不振、消化不良、恶心呕吐都是胃病的症状。

3.小肠的功能

在摄取食物的养分时，便将它们分为水、气、血三种，然后输入各个需要的器官。消化不良、下痢、便秘都是小肠方面的疾病。

4.大肠的功能

大肠处理各器官吸收后的残渣，然后将它们排出体外。便秘、下痢是大肠方面的疾病。大肠发炎会使肛门红肿，甚至造成痔疮，导致肛门出血。

5.膀胱的功能

膀胱将体内的水分集中在一起，然后输送到各个需要的部位，再将多余的水排出体外。膀胱炎的症状是浮肿、排尿次数频繁。

6.三焦的功能

三焦能促进气、血及津液的循环，使各器官充分发挥它们的功能，因此三焦患病，会连带影响各器官的健康。

第二节　生病的原因

一、疾病与心态的关系

人生所有的痛苦和幸福、失败和成功、忧伤和快乐，都取决于我们有怎样的心态。在痛苦、忧伤时，及时调整好自己的心态，让自己积极乐观面对，生活才会变得幸福快乐。心态就是我们对人、对世界的看法和态度。

《黄帝内经》曰："夫百病之始生者，必起于燥湿、寒暑、风雨、阴阳、喜怒、饮食、居处。""百病生于气也"，"气"就是情志。"怒则气上，喜则气缓"，"怒"就是发怒，"喜"就是高兴；"悲则气消"，"悲"就是悲伤；"恐则气下，寒则气收，炅则气泄，惊则气乱，劳则气耗，思则气结"。这些都是疾病产生的根源。

人的情志、心性、心理行为直接影响健康，至少有50%的疾病是由心理行为不健康造成的，不健康的心理行为有五点：一是怨，喜欢埋怨；二是恨；三是恼，遇事不顺易恼火；四是怒，容易发怒；五是烦，常将"烦死人"挂嘴边。

恨，则伤"心"，循环系统的疾病跟"恨"有直接关系；恼，则伤呼吸系统；怒，则伤"肝"，肝为将军之官，长期郁愤，可以导致肝气郁结；烦，则伤"肾"，生殖系统会出现问题。

二、疾病与饮食的关系

饮食包括食量的问题、饮量的问题，尤其在饮酒时，"感情深一口闷"，这对身体不好。包括"寒温无节"，大量摄入生冷、冰冻的食物，对健康无益，冰冻食品尤其容易损伤人的阳气。人的阳气对生命来说太重要了，不可轻易耗损。阳气耗损时，要及时补给。

三、疾病与睡觉的关系

居处对健康也有很大影响，居处的环境讲求顺应自然，实际上也是来源于中医的五行原理。怎么进气，门窗的走向，纳什么气，就是阴阳，就是五行。人的身体是一个小天地，人身就是五行，人体五行的秉受是不同的，所以居住的环境、阴阳协调与否、五行相合与否，会影响在这个环境里面居住的人的身心健康。

睡眠很重要。睡眠实际上是一个补充阳气的过程。我们刚刚讲到阳气是人的命根，阳气靠什么补充呢？阳气耗散的途径很多，一切思维都在耗阳气，举手投足也在耗阳气。然而，补充阳气的途径却很少，几乎就靠睡眠。

所以，睡眠几乎是养阳气的唯一方式。一大法宝就是要早睡。为什么要早睡？因为居处要"有时"，睡眠要"有时"。为什么要"有时"？因为天地的阳气在这个时候潜藏，人在这个时候也需要藏。我们说春生、夏长、秋收、冬藏，人体最好的藏的状态是什么呢？睡眠。在睡眠状态下能养精蓄锐，阳气可以获得很好的补给，人的生命就可以持续发展。

中医讲，肾主骨，骨生髓，髓生血，造血在骨髓系统，而骨髓由肾所主。肾在怎样的状态下工作呢？肾要人体处在藏、睡眠的时候才当班，睡觉了肾就能够主骨、生髓、生血，阳气就能够得到补给。

现代人习惯于夜生活，这是有悖天道的，这一点希望大家能为自己的健康着想，调整好自己的睡眠，"得道天助"。

第三节　中医的理论方法

一、中医治病的方法

中医用中药来治病，它凭借的是什么？答案是四气和五味。什么叫四气？四气就是寒、热、温、凉，如果再加上一个平，就是寒、热、温、凉、平。五味是什么？酸、苦、甘、腥、咸，中药就是凭这个治病的。

人体离开了一种中和的状态才生病，治疗无非是使它重新回到一种正常的状态。千种万种非正常的状态，综合起来不外乎两种状态：中医所谓"实则泻之，虚则补之"。中医就用虚实这两个概念，所谓"实"就是太过，"虚"就是不足。所以，"实"就要用泻的方法，"虚"就要用补的方法。

中药有成千上万个药方，每一个药方的作用不同，但是归结起来，它就是通过各种方法来补、泻，使机体恢复平的状态，这样疾病也就解决了。这是中医在治疗上的一个基本精神。

二、中医对药物毒性的认识

中医和西医各有优势，各有特色。两者最大的区别在于西医的医和药是可以分家的，研究药物的专搞研究，制造药物的只管制造，临床医生只是用药。制药与用药都服从统一的严格技术标准体系。而中医的医和药是一体的，中医的药物作用可以由医生去发现、应用，是可以因人而异的。

中医不否认吃错了药就是有毒，不同意说中药没有副作用。如果你看了广告就去买六味地黄丸，但体征不适合的人吃了就可能慢性中毒，中医讲究在就医的前提下用药。

古人说药物有毒无毒都是相对的，凡药都有三分毒，吃米饭已经吃饱了，再多吃就有毒。药是治病的，有病病受之，无病身受之。药物都是偏性的，药物治病是以偏治偏。正常人是中道，中医治疗你偏右，也就是偏阴了，用偏左的药物就可以调过来了；如果偏左，也就是偏阳了，用偏右的药物就可以了。就像天平，一边已经偏重了，再往另一边加，就是毒药了。这个病该用药的时候，砒霜、大黄都是好药；这个病不该用药的时候，人参也可能是毒药。

怎样来看毒性？毒不是静态的，而是相对的。太规范、机械的认识，不论前提就简单说中药有毒，这就无法讨论了。用中药有一个前提，是用医来驾驭药，没有这个前提，这个药就是毒药。抗生素有没有毒性？抗生素救了许多人的命，但也伤害了很多人。

三、中医理论的突破

为什么两千年来，中医将经典奉为圭臬呢？因为它的原则是终极性的，是十分圆满的。至少两千年来都没有被超越。这个原则是个圆，我们必须认清。经典如果反映的已经是这个世界的真实性，你硬要去"发展"它，它不就是不真实的了吗？它已经是个圆，再加就是椭圆了。所以既然是经典，就不要说去超越它，因为这是不能超越的。当然，它在某一个社会时期的运用可能有所不同，历代对经典都有新的运用。

更加有价值的是，作为经典，它不是绝对的封闭固化，不是机能的停滞，而是留有很大的空间。它是一个规矩，每个人拿着这个东西，都可能用不同的方式打一片天下。比如画画，很多人的画看上去是无可挑剔的，但为什么很难成为宗师呢？是因为他的作品已经没有太多空间留给后人了。像明代的画家沈周，他就是宗师级的大家。在他之后的好多名家，师法他的路子，在他留的空间里出了成就。经典的奥秘，在于可学、可师、可仿，使学问更新开拓，这就是经典特有的功能。经典在今天是不是不能发展了？经典能不能发展，有没有被突破，要看是在哪一种前提下；不能随便说这样就算突破了，真理再往前走可能就是谬误。但凡经典，总是能够构成不可或缺的圆满的条件，经典的形成都是要经过历史验证的。

四、为什么说中医是仁术

医为仁术，古人尚礼学医，"上以疗君亲之疾，下以救贫贱之厄，中以保身长全，以养其生"。医圣仲景先师谆谆至言，诉述医道圣德，"上医以德治国，中医以礼齐人，下医以刑治病"。

我们经常讲中国文化的四大元素，是儒、释、道、医。儒、释、道是中国文化的三大支柱，医紧接其后，可见医之重要。所以，儒、释、道、医之间存在着千丝万缕的联系。若从这个角度看医，医就不孤立了。我们经常讲"中医是生长在中国文化土壤里的瑰宝"，那么这个土壤是什么呢？就是儒、释、道。所以，中国文化要贯通起来，真正地贯通后，理念、精神与文化这三要素自然具足。

儒家以"仁"为本。《论语》开篇谓："学而时习之，不亦说乎？有朋自远方来，不亦乐乎？人不知而不愠，不亦君子乎？"之后紧接着就是："君子务本，本立而道生；孝悌也者，其为仁之本欤？"有了这个"本"，儒家的道统就建立起来了。那么这个道统走的是什么线路呢？走的是孝悌这条线，由孝悌引发忠信，继而是仁义，最后达到"仁者爱人"。这是"仁"在儒家的地位。

"仁"在佛教的意义，我们可以通过佛的名号了解，"佛"在梵语里叫"Buddha"，是觉悟的意思。佛有很多名字，而释迦佛有一个很形象的称谓是"能仁"。"能仁"是佛。当然这个"能"是根本的"能"。由"能仁"这个称谓可知，佛教认为，人性最根本的"能"之一就是"仁"（另一个根本的"能"是智慧），如果人性中这个根本的"能"全面地展开来，就意味着成佛。而"仁"的另一种表达便是慈悲，为什么所有成佛的人都很慈悲？就因为他的根本是仁。

道家对"仁"的认识似乎有一点奇怪，道家经常不以仁为仁，如老子曰"天地不仁，以万物为刍狗"；"圣人不仁，以百姓为刍狗"；"大道废，有仁义"，是不是老子不讲"仁"呢？非也。不是老子不讲仁，而是不以仁为仁，不执着于仁。为什么不执着？因为这是道的本体、道的本怀，道之外没有仁，所以你在道外去寻仁，实际上已经离道十万八千里了，他讲的实质是这个，实际上跟佛教讲能仁是极其一致的。

医看待"仁"："天有时，地有财，能与人共之者，仁也。"这个定义把"仁"的内涵很巧妙地勾勒出来了。我们看"仁"的造字，左边是一个单人旁，右边是齐头的两横。右边的这两横，上一横表天，下一横表地，左边的单人旁表人。所以，"仁"的造字已然包括天、地、人的要素，也就是三才的要素。我们中医是研究什么的？如果说中医有一个范畴，那就是三才，就是天、地、人！《黄帝内经》讲："夫道者，上知天文，下知地理，中知人事，乃可以长久。"大家想想看，这不就是"仁"吗？不就是"仁"的造字所体现吗？

"天有时"，天给我们的是什么？太阳的东升西降，月亮的阴晴圆缺，天体的运行带来时间的变化，带来四气的变化，带来寒热温冷的变化，这就叫天有时，时是天的一个要素。地呢？地有财，具足财富。因为万物都生长在大地上。那么人呢？人处于天地之间，人能否享用到天时地财，就要看能否与之相共了。太公对"仁"的定义，充分揭示了天、地、人三者之间的关系，天、地、人之间的相共相和。

人必须跟天地相共相和，才能得到天时地财的养育，才会感受到天地的恩德和眷顾，这个就叫作"仁"。

为什么说医为仁术呢？因为医就是去认识、去体察这个本能，而人的健康就是具足这一本能。如果违此或者失此本能，就会患上疾病。据此，对医作出了以下定义：察知违失本能（仁）之所在而调之，使恢复本能（仁）者，即为医也。故曰：医为仁术。

医要有父母心，父母心就是天地心，就是仁！失却此心，必然患病。医的责任、医的功用，就是去体察、去认知人如何违失此心，并使之恢复。医为仁术，是在这个层面安立。

五、中医如何辨证论治

辨证，客观地从疾病发生和发展情况来肯定体内的矛盾，它包括正面和反面，指出了矛盾在每一疾病中所呈现的普遍性和特殊性，成为具有实在内容的认识方法。

论治，应该掌握三个方面，即病因、病症和病的部位。例如辨证上明确了病因是停食，它的病症是脘腹胀满，病的部位在肠胃，在论治上就以宽中、消食为方针，选用催吐、消运或通大便的药物来治疗。又如经过辨证确认病因血虚，它的病症又是头晕、心悸、惊惕不安，病的部位在心经、肝经，那么论治就以滋补心营肝血为主，结合潜阳、安神等镇静方法。在这里可以看到"辨证"和"论治"是连贯的，基本的要求在于根据具体情况，灵活运用。

第四节　如何学好中医

一、如何学好《黄帝内经》

《黄帝内经》是我国现存最早的医学典籍，它所建立的理论体系为中医学的理论发展与临床实践奠定了基础。掌握《黄帝内经》中重点的基本理论、指导原则，有助于提高中医理论水平和运用理论分析与解决临床实际问题的能力。

首先，学习中应加强自学能力，通过查询相关文献甚至是临床资料，以加深理解和运用。比如对原文"诸痛疮疡皆属于心"的理解，除了掌握其含义外，可以从安神、泻热等角度去查询疮疡类疾病的临床治疗和应用。其中最值得注意的是中医思维方式的建立与培养，单纯地诵解《黄帝内经》只是纸上谈兵。比如可以从《素问·藏象论》的四时五脏阴阳系统来认识《黄帝内经》的整体思维和意象思维，加深对天、地、人三才医学模式的认识等。抓住一点，以点带面，拓展思路，用中医的思维方法去观察、思考、理解，才能在临床上运用自如。

其次，要与临床相结合，通过临床实践才能深刻理解《黄帝内经》的理论是如何指导临床实践的。以内分泌科为例，临床上，用《黄帝内经》的气化理论来指导治疗糖尿病肾病，取得较好的疗效。因为气化功能障碍始终贯穿着整个糖尿病肾病的发病过程。气化功能障碍包括机体真元之气不足与气机运行失调两方面。前者指因先天不足或后天失养，致气化无力。后者指因气机运行失调，致气血津液代谢失常、脏腑功能失调。简言之，气化功能障碍即气病，指的是真气不足、气机失调，机体气化功能障碍导致气血津液代谢异常、脏腑功能失调。根据气化理论，临床上将糖尿病肾病辨证分为气阴两虚证、痰瘀互阻证、肝肾阴虚证、阴阳两虚证进行论治，能起到提纲挈领的指导作用。

二、如何学好《伤寒论》

熟读原文，是学好《伤寒论》的基本功。但《伤寒论》的文字受到汉以前的文学影响，承袭了汉以前的"省文""倒装""插叙"和"举宾略主"等文法，因而在阅读时，必须掌握这些文法，才能读通弄懂。

所谓"省文"，是指《伤寒论》中不少原文是采用省略的笔法写成的。例如只提一证一脉，以概其余，这就应当前后文联系地去读，以领悟原文精神。如"脉浮而数者，可发汗，宜麻黄汤"，为什么脉浮数者，还可以发汗，而且宜服麻黄汤呢？这条必须与原文第一条太阳病提纲、第三条"……名为伤寒"提纲及第三十五条麻黄汤证的主文相互对照着来读。此类条文论中甚多，读时应一隅三反，否则读不通。

所谓"倒装"，亦称"倒装句"。论中的原文多数是按主证、主脉、主方，或提示病机、转归、治疗、禁忌等依次排列，这是顺叙，一读便通。但有的条文则不然，不一定是按上述主次顺叙排列的，如"伤寒，心下有水气，咳而微喘，发热不渴。服汤已，渴者，此寒去欲解也，小青龙汤主之"。本条小青龙汤主之句，应移在"发热不渴"的句下，与全文才能衔接，论中此类条文，在理解时应将倒叙文句按语法原理，换回顺叙。

所谓"插叙"，是在叙述中插入其他脉证，或插叙病机，或带鉴别诊断的作用等。如"太阳病，身黄，脉沉结，少腹硬，小便不利者，为无血也；小便自利，其人如狂者，血证谛也，抵当汤主之"。本条是叙述蓄血发黄的证治，与上下文三条并列，提出小便利与不利，以兹鉴别蓄血证。这类条文六经皆有，应当明辨。

所谓"举宾略主"，亦属"省文"之类。论中六经辨证，在提纲中叙述之主证、主脉，以后的条文中则多有省略，比如，"太阳之为病，脉浮，头项强痛而恶寒"。尔后凡提及"太阳病"三字，则包含本条的脉症。再如"自利不渴者，属太阴，以其脏有寒故也，当温之，宜服四逆辈"，原文是讨论太阴病的治法。因而"属太阴"三字，寓有"腹满而吐，食不下，自利益甚，时腹自痛"的主证，其"自利不渴者"，即省略了主证。这种条文必须参合太阴病提纲认识。

以上是论中几种常见的语法，应当熟练掌握。然而，更重要的读法，还在于熟读六经总纲、各经的提纲、有方有证的条文、重要的辨证条文等，必须读到烂熟。例如桂枝汤证的条文，应把前后桂枝汤的主证、兼证、变证的条文都列举出来；读到辨证的条文，如麻黄八证、结胸三证、柴胡四证等的辨证特点，要读到滚瓜烂熟、对答如流的程度。同时，对方剂的组成、主治、功用、禁忌，以及重要方剂的剂量比例、特定的煎服法，都应熟记，这样才算基本读熟了。

应当明确，熟读就是为了学习和继承《伤寒论》辨证论治的精神，掌握辨证论治的思想方法，从而有效地指导临床。所以，在熟读原文的基础上，必须对论中的类病、类证、类方、变证、变法、变方等加以注意，其间所贯穿辨证论治的原则性和灵活性，只有在熟读中才能理解。例如，在辨证方面，原文说"自利不渴者，属太阴""自利而渴者，属少阴""小便不利者，为无血也，小便自利，其人如狂者，血证谛也""发汗后，恶寒者，虚故也"等，都有"一锤定音"的意义。再如治疗方面的"呕而发热者，小柴胡汤主之"，这里虽只举一证，但是其主证，因而"但见一证便是，不必悉具"，即可以用小柴胡汤治疗。又如在用药方面，大青龙汤中的麻黄用六两，麻黄汤中只用三两；麻杏石甘汤中的石膏用半斤，大青龙汤中的石膏如鸡子大。真武汤中用生姜，理中汤中用干姜，同样是姜，但有干鲜之别。如果互换互用，就失去了制方的原意，凡此种种，只有熟读之后，临证才能运用自如，取得读书的效益。

三、如何学好《金匮要略》

《金匮要略》是我国现存最早的一部诊治杂病的专著，是张仲景创造辨证理论的代表作。古今医家对此书推崇备至，称之为"方书之祖"，是医方之经、治疗杂病的典范。书名"金匮"，言其重要和珍贵之意；"要略"，言其简明扼要之意，表明本书内容精要，价值珍贵，应当慎重保藏和应用。

《金匮要略》被古今医家赞誉为方书之祖、医方之经，是治疗杂病的典范。书中内容涉及疾病的病理基础、治疗目的及思维模式，认识其对学好本书内容有很大帮助。

1.有明确的病理基础

病因、发病机制（病理解剖、病理生理）、临床表现、并发症依据症状、体征、实验室数据，全面掌握患者的临床资料，确定疾病的原因、发病机制（部位、性质、发展变化趋势），然后确定疾病类型，根据疾病的病理基础所必然产生的临床表现和实验室特征，诊断疾病。

2.有明确的治疗目的

现代医学的治疗基础是建立在对人体部位的结构病理、系统病理生理、遗传过程、免疫活动、内分泌和物质代谢的认识基础上的，有针对性地使用无机化学和有机化学的方法，对病理过程中的某个环节和阶段进行有效治疗。

3.对疾病转归明确的认识

消除疾病原因，改变病理状态，使其趋向生理常态。

4.对不同系统疾病，其认识思维模式不同

有明确的一元化的病理基础。依据四诊合参的方法，对病人的临床表现进行分析判别，辨别致病邪气的性质、强弱；辨别人体正气在脏腑、经络的部位的不足和异常，来判定疾病的原因，再结合发病的表里部位、五脏部位及相互关系，分析疾病的病机；确定针对性治疗原则，限定治疗范围与禁忌，分型论治。例如《金匮要略·湿病》，湿病的病因是内伤于脾气虚不建运、外感湿邪；病位在肌肉关节；病机为湿阻气机、经脉；症状为身体肌肉疼痛、关节疼痛；发展趋势是湿为阴邪，为有形之实邪，在身体必然损伤阳气，瘀阻气机与经脉，气机郁阻则发热，经脉瘀阻则疼痛。由以上可知，湿病的病因是确定的，内伤于脾气虚不健运、外感湿邪；临床治疗若太过发汗、太过祛风燥湿，及燥伤阴血，损伤脾脏，则可累及其他脏腑，或累及肾、心、肺、肝。

有明确的治疗目的。张仲景在明确病因、病机的病理基础上，确定有针对性的治疗原则，以限定治疗范围。例如《金匮要略·湿病》的治疗原则：健脾除湿。该原则针对脾虚、湿留，限定了除湿的方法，可以发汗（微似汗出），利小便，温通经脉，但是损伤脾气者为禁忌。祛除湿邪，经脉、气机自然通利而疼痛自止；脾气强健，内湿不生，外虽感邪却不能深及肌肉关节，使湿病得以痊愈而不反复发作。

对疾病转归有明确的认识。消除疾病原因，改变病理状态，使其趋向生理常态，即正祛邪，调节阴阳平衡。如《金匮要略·湿病》中提到，已知其发展变化的途径是湿邪伤阳气。因此只有祛除湿邪，健补脾气，才能消除疾病；同时在除湿的基础上通行经脉以止痛，改变关节疼痛状态，具体依据症状表现的虚实，若实则发汗除湿止痛；气虚不能发汗，可利用小便除湿止痛的方法；阳虚既不能发汗，也不能利小便，需通过温通经脉止痛。治疗的限制范围是除湿不能伤正，不能损伤脾气。故其痊愈的方向是湿邪祛而疼痛止、脾气强健。在关节症状缓解以后，必须健补脾气，使脾气强健，内湿不生，外虽感邪却不能深及肌肉关节，最终达到消除疾病，改变病理状态，使人体趋向生理常态的目的。

四、如何学好温病学

了解其发展概况。温病学起源于战国时期的《黄帝内经》，到秦汉晋唐时期，温病皆隶属于伤寒范围。经过两宋金元时期的变革发展，温病始脱离伤寒藩篱；时至明清，才逐步总结出一套完整的理论体系和诊治方法，从而形成一门新兴的临床学科。

科学分析历代医家的不同见解。应了解各时期的医学特点，并对当时的社会背景加以分析，而不能割断历史来看待问题，也不应局限于一家一派的范围之内。

掌握"三基"。系统掌握温病学"基本理论、基本知识、基本技能"的内容，明确概念，搞清原理。

重点学习。重点掌握温病学的各种病症特点及不同的证治规律。

融会贯通。注意前后内容的联系和比较，以求融会贯通。

联系实际。理论联系实际，运用理论指导临床。

第五节　中医养生观

养生即保养生命，古人亦称为摄生、道生、卫生，其中多称为养生、摄生，现在则常称为养生。养生一词最早见于《庄子·内篇》，摄生一词最早见于《道德经·五十》。所谓生，就是生命、生存、生长之意；所谓养，即保养、调养、培养、补养、护养之意，摄则有摄养、调摄、保养等意。养生就是根据生命发展的规律，取能够保养身体、减少疾病、增进健康、延年益寿的手段，所进行的各种保健活动。它是人类为了自身生存和健康长寿所进行的一切活动的总和。

保健，作为医学专用术语，是近代西医学传入以后才有的，它是指集体和个人所采取的医疗预防和卫生防疫相结合的综合措施。养生与保健，就个体保健角度而言，两词的含义基本上是一致的，因此当代中医一般称其为"中医养生"或"中医养生保健"。

中医养生学是中华民族优秀文化的一个重要组成部分，它历史悠久，源远流长。中医养生学是在中医理论的指导下，探索和研究人类生长发育、寿夭衰老的成因、机制、规律的学问；同样也是阐明如何颐养身心、增强体质、防治疾病，以达到更好的生存状态、延年益寿的实用性学科。

一、中医养生学的特点

中医养生学以其博大精深的理论和丰富多彩的方法而闻名于世，自古以来，东方人、西方人对养生保健都进行了长期的、大量的实践和探讨。但由于各自的文化背景不同，其养生保健的观点和方法也有差异。中医养生学是在中华民族文化为主体的背景下发生发展起来的，有它自身的特点。

中医养生学理论，根植于中医学理论。它以"天人相应""形神合一"的整体观念为出发点，去认识人体生命活动及其与自然、社会的关系。特别强调人与自然环境、社会环境的协调统一，心理与生理的协调一致，讲究体内气化升降。并用阴阳五行学说、脏腑经络理论来阐述人体生理病理、生老病死的规律。尤其把精、气、神作为人体三大宝，作为养生保健的核心，进而确定了指导养生实践的种种原则，提出了养生必须"法于阴阳，和于术数，食饮有节，起居有常，不妄作劳"和"形神并养"，自成独特完善的养生体系。

养生保健必须整体协调，和谐适度，使体内阴阳平衡，守其中正，保其冲和。日常生活之中，衣、食、住、行、坐、卧、言语之间，事事处处都有讲究。例如，中医中的保持良好的情绪，避免七情过极，以及节制饮食、节欲保精、睡眠适度、形劳而不倦等，都体现了这种思想。如晋代养生家葛供提出"养生以不伤为本"。养生的关键在于遵循自然及生命过程的变化规律，达到和谐适度。

中医养生学包括起居养生、饮食养生、药物养生、精神养生、运动养生、针灸按摩养生、气功养生、药膳养

生、文化娱乐养生、因时养生、因人养生、因地养生等多
个方面。中医养生方法众多，如太极拳作为一种养生方
法，已经风靡国内外；药膳、药酒、药茶，以及运用中药
调养身体的方法，已经受到国内外养生爱好者的高度重视
和普遍应用，然而养生保健是一项系统工程，并非一功一
法就能实现，切忌千人一法、万事一方，而是针对不同体
质或疾病特点，有的放矢，多法联用，综合调养。要针对
人体生理病理的状况，采取多种调养的方法，进行因时、
因地、因人施养，才能达到健康长寿的目的。

养生必须居安思危。在未病之时，患病之际，病愈之
后，都要根据不同体质和病情采用相应的养生方法。养生
不仅仅是中老年的事，而是自孕育于母体之始，直至耄耋
之年，每个年龄阶段都要采用不同的养生方法，持之以
恒，坚持不懈。中医养生保健学强调养生保健是一辈子的
事情，要伴随人的一生一世、一言一行。而且，养生应该
从"胎教""胎养"开始，从优生优育开始。

二、养生的目的和意义

世界卫生组织（WHO）经过调研表明，人的健康
60%取决于自己，15%由遗传决定，10%取决于社会因素，
8%取决于医疗条件，7%取决于气候的影响。因此人的健
康在很大程度取决于自己。换句话说，健康的钥匙掌握在
自己手里。加强自我养生保健，是实现"人人享有卫生保
健"目标，实行WHO倡导的"健康为人人，人人为健
康"的重要方法。

"人命至重，有贵千金"是孙思邈的一句至理名言，
也是养生保健的根本目的和意义所在。健康与长寿，自古
以来就是人类的共同愿望和追求。人生存在世上，外有六
淫之侵，内有七情之感和饮食劳倦之伤，因而常有疾病发
生而威胁生命、损身折寿，不能尽享天年。而养生的目的

就在于增强体质，预防疾病，延年益寿。

三、中医养生的常用方法

（一）起居有常

起居，包括生活作息的各个方面；有常，是指有一定的规律，并合乎常度。《素问·生气通天论》说："起居如惊，神气乃浮。"清代张志聪《素问·集注》云："起居有常，养其神也。不妄作劳，养其精也。夫神气去，形独居，人乃死。能调养其神气，故能与形俱存，而尽终其天年。"即说明起居有常是调养神气的重要法则。人们若能起居有常，合理作息，就能保养神气，使人体精力充沛，生命力旺盛。反之，若起居无常，不能合乎自然规律和人体常度，天长日久则神气衰败，就会出现精神萎靡，生命力衰退。

现代医学也认为，规律的生活作息能使大脑皮层在机体内的调节活动形成有节律的条件反射，促进人体生理活动有规律的正常进行。例如，如果养成了定时定量的进食习惯，到了吃饭时间，胃液就会大量分泌，产生饥饿感而摄入一定量的食物，可以达到最大的消化吸收效果；如果养成了良好的睡眠习惯，到了睡觉时间，大脑就自然进入抑制状态，可保睡眠深沉，使大脑得到最充分休息。培养有规律的生活习惯的最好措施是主动地安排合理的生活作息制度，做到每日定时起床、定时睡眠、定时用餐、定时工作学习、定时锻炼身体、定时排大便等。

1.每日作息

《素问·生气通天论》曰："阳气者，一日而主外，平旦人气生，日中而阳气隆，日西而阳气已虚，气门乃闭。"指出一日之内阳气随昼夜晨昏的变化而消长，人生活在自然界中，与之息息相关。因此，人们的起卧休息只有与自然界阴阳消长的变化规律相适应，才能有益于健康。人们应在白昼阳气隆盛之时从事日常活动，而到夜晚阳气敛藏的时候安卧休息，也就是古人所说的"日出而作，日入而息"，这样可以起到保持阴阳运动平衡协调的作用。早晨按时起床，"不欲起晚"，"不欲多睡"（《抱朴子·极言》）。老年人起床后不可过早出户，恐寒邪伤身。清代名医喻昌在《医门法律》中说："每至日西，身中阳气之门乃闭，即当加意谨护，勿反开之。"午前应当多接受阳光，以助人身阳气；午后应静而少动，使阳气收藏，阴气饱满。清代名医尤乘在《寿世青编》中有"十二时辰无病法"，讲的就是一天十二时辰的养生方法。

2.四时作息

一年之中，四时的阴阳消长，对人体的影响尤为明显。因此，唐代孙思邈在《千金要方·养性序》中说："善摄生者，卧起有四时之早晚，兴居有至和之常制。"即根据季节变化和个人的具体情况制定出符合生理需要的作息制度，并养成按时作息的习惯，使人体的生理功能保持在稳定平衡的良好状态中，这就是起居有常的真谛所在。《素问·四气调神大论》根据季节变化制定了与之相适应的作息制度，指出春季宜晚睡早起，外出散步，以应生发之气；夏季宜晚睡早起，无厌于日，适当参加户外活动，以应长养之气；秋季宜早睡早起，与鸡俱兴，和春夏季节之早起比较宜稍稍迟点起床，以应收敛之气；冬季宜早睡晚起，必待日光，起床或外出时间最好在太阳出来之后，以应潜藏之气。

（二）劳逸适度

形体过劳或过逸都会损伤身心健康。实验证明，疲劳能降低生物的抗病能力，易受病菌的侵袭。给疲劳的和未疲劳的猴子等量细菌，结果疲劳的猴子感染上疾病，未疲劳的猴子安然无恙。中医学即将"劳倦内伤"作为一个重要的病因。故《黄帝内经》主张"形劳而不倦",后代养生学家如华佗、孙思邈、王焘等提出"常欲小劳",都是讲劳动要适度。过度疲倦会损害人体,过度安逸亦可致病。明代张宇初修纂的《正统道藏》言:"凡身体不可太逸,太逸则血气不畅,最易生疾。"在日常生活中,如果不参加劳动和体育锻炼,饱食终日,无所用心,就会气血运行不畅,筋骨脆弱,脾胃消化机能衰退,身体软弱无力,抵抗力下降,从而患上多种疾病。故古人主张劳逸亦需"中和",有度有节。

1.劳而勿伤

《素问·宣明五气篇》曰:"久视伤血,久卧伤气,久坐伤肉,久立伤骨,久行伤筋,是谓五劳所伤。"这里的"久"字即过度之义。为了防止劳作之伤,《千金要方·养性序》提出了劳而不伤的具体方法:"养生之方,唾不及远,行不疾步,耳不极听,目不久视,坐不至久,立不至疲,卧不至懵;……不欲甚劳,不欲甚逸,不欲流汗,不欲多唾,不欲奔车走马,不欲极目远望,……",这是因为劳作过度会伤气耗血,故掌握适度是非常重要的。

2.逸勿太过

过劳伤人,过度安逸同样可致病。如老年人绝不能因年龄大而不参加轻微的劳动。"用进废退",越不劳动,其体力退减得越快,故老年人应经常参加一些力所能及的劳动。实践证明,绝大多数长寿老人一生都未脱离过体力劳动和脑力劳动。清代曹庭栋在《老老恒言》中说:"学不因老而废。"提倡老年人不断学习,老有所学,老有所为。经常用脑可以防止、预防衰老。

3.房事有度

房事不可无,亦不可滥,贵在适度。度主要指房事生活的频率，一般而言，正常行房的次数应随着年龄增长而逐渐减少，但"度"不是一个绝对概念。中医古籍有记载："人年二十者，四日一泄；年三十者，八日一泄；年四十者，十六日一泄；年五十者，二十一日一泄；年六十者，即当闭精，勿复更泄也。若体力犹壮者，一月一泄。凡人气力，自相有强盛过人者，亦不可抑忍；久而不泄，致痈疽。若年过六十，而有数旬不得交接，意中平平者，可闭精勿泄也。"古人认为在不同的季节，度的标准也不相同，应遵循"春二、夏三、秋一、冬无"的原则，即春天每月二次，夏天每月三次，秋天每月一次，冬天避免房事。西医学认为，行房次数并没有统一的标准和限制，宜根据个体差异，加上年龄、体质、职业等不同情况，灵活掌握，区别对待。新婚初期，或夫妻久别重逢的最初几日，行房次数可能较频，而经常在一起生活的青壮年夫妇，每周1～2次正常的房事不会影响身体健康。行房适度一般以第二天不感到疲劳，身心舒适，精神愉快，工作效率高为原则。如果出现腰酸背痛、疲乏无力、工作效率低等现象，说明纵欲过度，应当调整节制。对于青壮年来说，房事生活一定要节制，不可放纵；对于老年人，更应以少为佳。

（三）二便通畅

古代养生家对保持大便通畅极为重视。汉代王充在《论衡》中指出："欲得长生，肠中常清；欲得不死，肠中无滓。"金元时期的朱丹溪在《格致余论》中也说："五味入口，即入于胃，留毒不散，积聚既久，致伤冲和，诸病生焉。"这是说要及时清理肠中的残渣、浊物，将其排出体外，才能保证机体的生理功能。如果大便经常秘结不畅，可导致浊气上扰，气血逆乱，脏腑功能失调，因此产生或诱发多种疾病，如头痛、牙痛、肛门病、冠心病、高血压病、脑血管意外、肠癌等。西医学的衰老理论中，有一种自身中毒学说认为，衰老是由于生物体在自身代谢过程中，不断产生毒素，逐渐使机体发生慢性中毒而出现衰老。大便不畅，最易使机体产生慢性中毒而出现衰老。所以保持大便通畅才能防病延年。具体方法如下：

1. 运动按摩通便

运动、按摩可以起到疏畅气血、增强肠胃消化排泄功能、加强大小肠的蠕动、通畅大便的作用。平常可选用一些传统保健功法锻炼，如太极拳、导引养生功、腹部按摩保健法等。在此介绍一种简便有效的按摩保健操，能有效预防、缓解便秘。先将两手掌互相摩擦生热，把左手掌放在右手背上，右手掌放在上腹部心窝处，先由左向右旋转按摩15次；再由右向左旋转15次，依上法在肚脐部左右各旋转按摩15次；然后在下腹部依上法，左右旋转按摩15次。做完上、中、下腹部的按摩之后，再从心窝部向下推至耻骨联合处，可做20次左右。本法一般多在晚上上床睡觉后和早晨起床前进行，其他空余时间亦可。

2. 饮食调摄通便

饮食与大便通畅有着密切的关系。随着人们生活水平的提高，肉类食物、精制食品越来越多。这些食品不利于胃肠的蠕动，易造成便秘。因此，我们在日常生活中，应该饮食多样化，以五谷杂粮为主食，蔬菜、水果为副食，肉蛋类为补充食品，多素少荤，粗细结合，做到饮食平衡。尤其是蔬菜水果，它们含有大量纤维素，可以刺激肠壁使之蠕动加快，所以应多食蔬菜水果。

3. 通利小便

小便是水液代谢后排除废液的主要途径，与肺、脾、肾、膀胱等脏腑的关系极为密切。肾气是整个水液代谢的原动力，调节着每一环节的功能活动，故有"肾主水"之称。水液代谢正常与否反映了机体脏腑功能是否正常，特别是肾气是否健旺。小便通利，则人体健康；反之，则可能患疾。所以古代养生家十分重视小便卫生。北宋苏东坡在《养生杂记》中说："要长生，小便清；要长活，小便洁。"《老老恒言·便器》中说："小便惟取通利。"

4.导引按摩通便

端坐摩腰。取端坐位，两手置于背后，上下推搓30～50次，上至背部，下至骶尾，以腰背部发热为佳，可在晚上就寝时和早晨起床时进行练习。此法有强腰壮肾之功，有助于通调水道。

仰卧摩腹。取仰卧位，调匀呼吸，将掌搓热，置于下腹部，先推摩下腹部两侧，再推下腹部中央，各做30次。动作要由轻渐重，力量要和缓均匀。此法有益气、增强膀胱功能的作用。对尿闭、排尿困难也有一定的防治功效。

（四）精神愉悦

中医认为，精神情志是在脏腑气血的基础上产生的，为人体生理活动的表现之一，正常的精神情志可促进人体的健康，而精神情志失调则直接影响脏腑气血的功能，损害健康，引起疾病，减损寿命。目前，精神因素引起的心身疾患已是当代社会中普遍存在的，因此，中医养生保健非常重视精神情志的调摄，精神养生也成为中医养生的重要内容。

历代养生专家都把调养精神作为养生寿老之大法、防病治病之良药。《淮南子》说："神清志平，百节皆宁，养性之本也；肥肌肤，充肠腹，供嗜欲，养性之末也。"《素问·上古天真论》言："精神内守，病安从来？"说明"养生贵乎养神"，不懂得养神之重要，单靠饮食营养、药物滋补，是难以达到健康长寿目的的。

由于人的精神情志活动是在"心神"的主导作用下，

脏腑功能活动与外界环境相适应的综合反应。因此，调养精神必然涉及多个方面。

理想和信念是每一个青少年健康成长的精神保障。有了正确的志向，我们才会积极地探索生命的价值，寻找生活的真谛，追求知识，陶冶情操，促进身心全面健康的发展。同时，理想和信念又是老年人延长生命活力的"增寿剂"，不畏老是健康长寿的精神支柱，产生不畏老精神的重要思想基础就是晚年的理想和追求。老年人应重视健身养体，心胸开阔，情绪稳定，热爱生活，为社会发挥"余热"，从而使内心产生无愧于一生无限快乐的思想，而这种思想对健康十分有益。

理想和信念是生活的主宰和战胜疾病的动力。科学证明人的内在潜力很大，充满自信心、顽强的意志和毅力是战胜疾病极为重要的力量。《灵枢·本脏篇》言："志意者，所以御精神，收魂魄，适寒温，和喜怒者也。"就是说意志具有统帅精神、调和情志、抗邪防病等作用，意志坚强与否与健康、长寿密切相关。事实证明，信念、意志坚定的人，能较好地调节和控制自己的情绪，保持良好的精神状态。生活实践也证实，很多病残者靠自己的信心、意志和努力，主宰自己的命运，活出了精彩的人生，也为社会做出了一定的贡献。

我们提倡的思想清静就是指思想专一，排除杂念，不见异思迁，想入非非，要思想安定、专心致志地从事自己的工作、学习和生活。

调神摄生，首在静养。这种思想源于老庄道家学说，后世在内容和方法上不断有所补充和发展。

静养之要在于养心，道、儒、佛、医都有此主张。如《道家养生学概要》云："儒曰正心，佛曰明心，道曰炼心，要皆参修心学一事""万法唯心，万道唯心。心为人之主宰，亦为精气神之主宰。炼精炼气炼神，均须先自炼心始。"而老子和庄子早就提出了"清静无为"、保持心灵纯粹、清静不躁的主张；《黄帝内经》所谓"恬淡虚无"即指心志的安闲清静。心静则神清，心定则神静，而心神清静，则气血和调、脏腑安康，因此，养心养神乃养生之根本。

《素问·上古天真论》云："虚邪贼风，避之有时；恬淡虚无，真气从之，精神内守，病安从来？"《素问·生气通天论》说："清静则肉腠闭拒，虽有大风苛毒，弗之能害。"这里从内外两个方面揭示了中医养生防病的重要原则。对外，顺应自然变化和避免邪气的侵袭；对内，谨守虚无，心神清静，这样外御内守，真气从之，邪不能害。可见，"恬淡虚无"之要旨是保持静养，即思想清静、畅达情志，使精气神内守而不散失，保持人体形神合一的生理状态，有利于防病祛疾，促进健康。

情绪乐观既是人们日常生活需要，更是人体生理功能和健康长寿的需要。孔子在《论语》中说："发愤忘食，乐以忘忧，不知老之将至云尔。"可见，乐观的情绪是调养精神、舒畅情志、防衰抗老最好的精神营养。精神乐观可使营卫流通，气血和畅，生机旺盛，从而使身心健康。正如《素问·举痛论》所云："喜则气和志达，荣（营）卫通利，故气缓（气机缓和）矣。"

保持乐观的情绪，首先要培养开朗的性格，因为乐观的情绪与开朗的性格是密切相关的，心胸宽广，精神才能愉快。其次，对于名利和享受，要秉持"知足常乐"的思想，经常点评"比上不足，比下有余"的内涵，这样可使生活和心理上得到满足。再次，培养幽默风趣感，幽默的直接效果是可产生笑意。现代科学证明，笑是一种独特的运动方式，它可以调节人体的心理活动，促进生理功能，改善生活环境，使人养成无忧无虑、开朗乐观的性格，让生命充满青春活力。

（五）适当运动

"流水不腐，户枢不蠹。"战国时期《吕氏春秋·尽数》比喻经常运动，生命力才能持久，才有旺盛的活力。法国哲学家伏尔泰也提出"生命在于运动"的观点，讲的是运动与生命活动密切相关。也就是说由于运动与祛病延年、健康长寿有关，是生命活力的基础，是健康长寿的需要。

中医学将精、气、神称为人体"三宝"，与生命息息相关。运动养生则紧紧抓住了这三个环节，调心以养神；以意领气，调息以练气，以气行推动血运，周流全身；以气导形，通过形体、筋骨关节的运动即调形，使周身经脉畅通，精气营养整个机体，达到形神兼备、百脉流畅、内外相和、脏腑协调、阴平阳秘的状态，从而增进机体健康，保持旺盛生命力。

现代科学研究证明，人们经常且适度的体育锻炼，对机体有如下作用：一是促进血液循环，改善大脑的血液供应，保持旺盛的情力和稳定的情绪；二是锻炼心肺功能，增强心脏的活力及肺脏换气功能，改善末梢循环；三是增加膈肌和腹肌的力量，促进胃肠蠕动，防止食物在消化道中滞留，促进消化吸收；四是提高机体的免疫机能及内分泌功能，从而增强机体抵抗力和代谢调节能力；五是增强肌肉关节的活力，使人体动作灵活轻巧，反应敏捷、迅速。因此，勤运动，常锻炼，现已成为广大人民群众养生防病、增强体质、益寿延年的重要措施。具体应做到以下两点：

（1）形神结合。传统健身术强调意念（即心意）、呼吸（息指呼吸）和形体运动的配合，即意守、调息、调形的统一。意守即调神，指心意、意念专注；调息指呼吸调节；调形指形体运动，统一是指三者之间的协调配合，要达到形、神一致，意、气相随，形、气相感，使形体内外和谐，方能起到养生的作用。

（2）动静结合。根据个人的体质和不同的年龄段制订运动方案，动静结合，使身心处于舒悦的状态。

（六）适宜的药物

药物养生法，指运用药物来达到强健身体、防治疾病、延年益寿的养生方法。一般而言，药物养生选用调补阴阳气血的药物以强健身体、延年益寿。其作用机理如下：

1.补肾健脾

人体健康长寿最重要的条件是先天禀赋强盛与后天营养充足。肾为先天之本，生命之根，元阴元阳之所在，肾气充盛，机体新陈代谢能力强，衰老的速度便缓慢。脾胃为后天之本，气血生化之源，机体生命活动需要的营养均靠脾胃供给。正因如此，益寿方药的健身防老作用，多立足于固护先天、后天，即以补肾、健脾为基础，并辅以其他方法，如行气、活血、清热、利湿等，以达到强身、保健的目的。

2.补虚泻实

《中藏经》中指出："其本实者，得宣通之性必延其寿；其本虚者，得补益之情必长其年。"用方药延年益寿，主要在于运用药物补偏救弊，调整机体阴阳气血出现的偏差，协调脏腑功能，疏通经络血脉。而机体的偏颇，不外乎虚实两大类，应本着"虚则补之，实则泻之"的原则，予以辨证施药。虚者，多以气血阴阳的不足为主要表现。在方药养生中，即以药物进补，予以调理，气虚者益气，血虚者养血，阴虚者滋阴，阳虚者补阳，补其不足而使其充盛，则虚者不虚，身体可强健而延年。实者，多以气血痰食的郁结、壅滞为主要表现。在方药养生方面，即以药物宣通予以调理，气郁者理气，血瘀者化瘀，湿痰者化湿，热盛者清热，寒盛者驱寒，此为泻实之法，以宣畅气血、疏通经络、化湿导滞、清热、驱寒为手段，达到行气血、通经络、协调脏腑的目的，从而使人体健康长寿。此外，必须指出，纯虚者是较为少见的。这是因为正气虚者往往兼有实邪，用药自当补中有泻，泻中有补。故清代程国彭在《医学心悟》中指出："用药补正，必兼泻邪，邪去则补自得力。"

3.调理阴阳

中医认为，人之所以长寿，全赖阴阳气血平衡，这也就是《素问·生气通气论》中所说："阴平阳秘，精神乃治。"运用方药养生以求益寿延年，其基本点即在于调理阴阳，使其复归于"阴平阳秘"的动态平衡状态。正如清代徐灵胎在《慎疾刍言》中所说："审其阴阳之偏胜，而损益使平。"可以说"损益使平"是调理阴阳的具体体现，是方药养生的关键。

四、服用中药的养生法

（一）服用药物养生的原则

1.辨证求因，谨慎进补

虚人当补，但虚人的具体情况各有不同，故进补时一定要分清脏腑、气血、阴阳、寒热、虚实，审证求因，辨证施补，方可取得强身健体、益寿延年之效，而不致出现偏颇。

用补益方药进行调养，一般多用于老年人和体弱多病之人，这些人的体质多属"虚"，故宜用补益之法。无病体健之人一般不需服用。尤其需要注意的是，服用补药应有针对性，倘若一味补药，则有益无害，贸然进补，很容易造成机体的气血阴阳平衡失调。故不可盲目进补，应在辨明虚实、确认属虚的情况下，有针对性地进补。《医学心悟》指出："补之为义，大矣哉！然有当补不补误人者；有不当补而补误人者；亦有当补而不分气血，不辨寒热，不识开合，不知缓急，不分五脏，不明根本，不深求调摄之方以误人者，是不可不讲也。"这是需要明确的第一条原则。

2.虚者宜补，补勿过偏

进补的目的在于谐调阴阳，宜恰到好处，不可过偏。过偏则反而成害，导致阴阳新的失衡，使机体遭受又一次损伤。例如，虽属气虚，但一味大剂补气而不顾及其他，补之太过，反而导致气机壅滞，出现胸、腹胀满，升降失调；虽为阴虚，但一味大剂养阴而不注意适度，补阴太过，反而遏伤阳气，致使人体阴寒凝重，出现阴盛阳衰之候。所以，补宜适度，适可而止，补勿过偏，这是进补时应注意的又一原则。

3.盛者宜泻，泻不伤正

药物养生固然是年老体弱者强身健体、益寿延年的辅助方法，以补虚为主亦无可厚非。然而，体虚而本实者也并不少见。只谈其虚而不论其实，亦未免失之过偏。恰如《慎疾刍言》所说："能长年者，必有独盛之处，阳独盛者，当补其阴""而阳之太盛者，不独当补阴，并宜清火以保其阴""若偶有风、寒、痰、湿等因，尤当急逐其邪"。当今之人，生活质量提高了，往往重补而轻泻。然而，平素膏粱厚味不厌其多者，往往脂醇充溢，形体肥胖，气血痰食壅滞已成其隐患。因之，泻实之法也是抗衰延年的一个重要原则。《中藏经》所说"其本实者，得宣通之性必延其寿"，即是这个意思。

体盛邪实者，得宣泻通利方可使阴阳气血得以平衡。但在养生调摄中，亦要注意攻泻之法的恰当运用。不可因其体盛而过分攻泻，攻泻太过则易导致人体正气虚乏，不但起不到强身健体、益寿延年的作用，反而适得其反。故药物养生中的泻实之法，以不伤其正为原则。力求达到汗毋大泄，清毋过寒，下毋峻猛。在实际应用中，应注意以下几点：一是确实有过盛壅滞之实者，方可考虑用攻泻之法；二是选药必须贴切，安全有效；三是药量必须适当，恰如其分；四是不可急于求成。强求速效。

4.用药缓图，随证调整

身体虚衰、机体衰老是一个复杂而缓慢的过程，任何强身健体、益寿延年的方法，都不是一朝一夕就能见效的。药物养生也不例外，不可能指望在短时期内依靠药物达到强身健体、养生益寿的目的。因此，用药宜缓图其功，要有一个渐变过程，不宜急于求成。若不明此理，则欲速不达，非但无益，抑且有害。这是药物养生中应用的原则。在具体调理中，还需结合证候变化，随证调整，使药证贴合，方能取得养生保健、健康长寿的效果。

（二）临床上常用的养生药物

1.益气类养生药物

人参 味甘微苦，性温。《神农本草经》谓其"主补五脏，安精神""明目，开心益智，久服轻身延年"。本品可大补元气，生津止渴，对年老气虚，久病虚脱者尤为适宜。人参一味煎汤，名独参汤，具有益气固脱之功效，年老体弱之人，长服此汤，可强身体，抗衰老。人参切成饮片，每日噙化，可补益身体，防御疾病，增强机体抵抗能力。

近代研究证明，人参可调节网状内皮系统功能，其所含人参皂苷，确实具有抗衰老作用。

黄芪 味甘，性微温。本品可补气升阳，益卫固表，利水消肿，补益五脏。久服可壮骨强身，治诸气虚。清朝宫廷保健，多用黄芪补中气，益荣血。单味黄芪480g，用水煎透，炼蜜成膏，以白开水冲服。

近代研究表明，黄芪可增强机体抵抗力，具有调整血压及免疫功能，有类激素样作用，可改善冠状循环和心脏功能。同时证明，黄芪具有延长某些原代细胞和某些二倍体细胞株寿命的能力。这都是对黄芪具有抗衰老作用的很好说明。

茯苓 味甘淡，性平。《神农本草经》谓其"久服，安魂养神，不饥，延年"。本品具有健脾和胃、宁心安神、渗湿利水之功用。《普济方》载有茯苓久服令人长生之法。历代医家均将其视为常用的延年益寿之品，因其药性缓和，可益心脾、利水湿，补而不峻，利而不猛，既可扶正，又可祛邪。故为平补之佳品。

茯苓磨成细粉，取15g，与粳米煮粥，名为茯苓粥，李时珍谓："茯苓粉粥清上实下。"常吃茯苓粥，对老年性浮肿、肥胖症，以及预防癌肿，均有好处。清代宫廷中，曾把茯苓制成茯苓饼，作为经常服用的滋补佳品。成为去病延年的名点。

近代研究证明，茯苓的有效成分中90%以上为茯苓多糖，其不仅能增强人体免疫功能，常食还可以提高机体的抗病能力，而且具有较强的抗癌作用，确实是延年益寿的佳品。

山药 味甘，性平。《神农本草经》谓："补中益气力，长肌肉，久服耳目聪明。"本品具有健脾补肺，固肾益精之作用，因此，体弱多病的中老年人，经常服用山药，好处颇多。

元代萨谦斋的《重订瑞竹堂经验方》中载有山药粥，即用干山药片45～60g（或鲜山药100～120g，洗净切片），与粳米60～90g同煮粥。此粥四季可食，早晚均可用，温热服食。常食此粥，可健脾益气、止泻痢，对老年性糖尿病、慢性肾炎等病，均有益处。

近代研究证明，山药营养丰富，内含淀粉酶，胆碱、黏液质、糖蛋白和自由氨基酸、脂肪、碳水化合物，维生素C等。山药中所含的淀粉酶，可分解成蛋白质和碳水化合物，故有滋补效果。

薏苡仁 味甘淡，性凉。《本草经集注》将其列为上品，谓其"主筋急拘挛，不可屈伸，风湿痹……久服轻身益气"。本品具有健脾、补肺、利尿之效果。

薏苡仁是一味可作杂粮食用的药物，用薏苡仁煮饭和煮粥，历代均有记载，沿用至今。将薏苡仁洗净，与粳米同煮成粥，也可单味薏苡仁煮粥，具有健脾胃、利水湿、抗癌肿之作用。中老年人经常服用，大有益处。

近代研究证明，薏苡仁含有丰富的碳水化合物、蛋白质、脂肪、维生素B_1、薏苡素、薏苡醇，以及各种氨基酸。现代药理试验发现，其对癌细胞有阻止生长和伤害作用。由于其药性缓和，味甘淡而无毒，故成为大众喜爱的保健佳品。

2.养血类养生药物

熟地黄 味甘，性微温。明代李时珍的《本草纲目》谓其"填骨髓，长肌肉，生精血，补五脏、内伤不足，通血脉，利耳目，黑须发"。本品有补血滋阴之功。

唐代孙思邈的《千金要方》中载有熟地黄膏，即将熟地黄300g，煎熬三次，分次过滤去滓，合并滤液，兑白蜜适量，熬炼成膏，装瓶藏之。每服两汤匙（9~15g），日服1~2次；白开水送服。对血虚、肾精不足者，可起到养血滋阴，益肾填精的作用。

近代研究表明，本品含梓醇、地黄素、甘露醇、维生素A类物质、糖类及氨基酸等，有较好的强心、利尿、降血糖作用。

何首乌 味苦、甘涩，性温。宋代刘翰、马志等在《开宝本草》中谓其"益气血，黑髭鬓，悦颜色。久服长筋骨，益精髓，延年不老"。本品具有补益精血，涩精止遗，补益肝肾的作用。《雷公炮制药性解》云："何首乌老年尤为要药，久服令人延年。"

何首乌一般多为丸、散、煎剂所用。可水煎、酒浸，亦可熬膏，与其他药物配伍合用居多。

近代研究结果认为，何首乌含有蒽醇类、卵磷脂、淀粉、粗脂肪等。其中，卵磷脂对人体的生长发育，特别是中枢神经系统的营养，起到了很大的作用，且其也可起到强心的作用。另外，据报道，何首乌能降低血脂、缓解动脉粥样硬化的形成。由此可见，何首乌的益寿延年之功是通过强壮神经，增强心脏机能，降低血脂，缓解动脉硬化等作用，而增强人体体质的。

龙眼肉 味甘，性温。《神农本草经》谓其"久服，强魂聪明，轻身不老"。本品具有补心脾，益气血之功。

清代曹庭栋《老老恒言》中，有龙眼肉粥。即龙眼肉15g，红枣10g，粳米60g，一并煮粥，具有养心、安神、健脾、补血之效用。每日早晚可各服一碗。该书云"龙眼肉粥开胃悦脾，养心益智，通神明，安五脏，其效甚大"，然而"内有火者禁用"。

近代科学研究证明，龙眼肉的成分内含有维生素A和维生素B、葡萄糖、蔗糖及酒石酸等，据临床报道，对神经性心悸有一定疗效。

阿胶 味甘，性平。《神农本草经》谓其"久服轻身益气"。本品具有补血滋阴，止血安胎，利小便，润大肠之功效。为补血佳品。

本品单服，可用开水或热黄酒烊化；或隔水炖化，每次3~6g。适用于血虚诸证。

近代研究，本品含有胶原、多种氨基酸、钙、硫等成分，具有加速生成红细胞和血红蛋白，促进血液凝固作用，故善于补血、止血。

紫河车 味甘、咸，性微温。《本草经疏》谓其"人胞乃补阴阳两虚之药，有返本还元之功"。本品具有养血、补气、益精等功效。

紫河车可单味服用，也可配方服用。单味服用，可炖食，亦可研末服。用新鲜胎盘一个，挑去血络，漂洗干净后，炖熟食用。或洗净后，烘干，研为细末，每次3～10g，温水冲服。

近代实验研究及临床实践证明，紫河车有激素样作用，可促进乳腺和子宫的发育。由于胎盘γ球蛋白含抗体及干扰素，故能增强人体的抵抗能力，具有提高免疫力和抗过敏的作用，可预防和治疗某些妇科疾病。

3.滋阴类养生药物

枸杞子 味甘，性平。《神农本草经》谓其"久服，坚筋骨，轻身不老"。明代缪希雍的《神农本草经疏》曰："枸杞子，润血滋补，兼能退热，而专于补肾润肺，生津益气，为肝肾真阴不足，劳乏内热补益之要药。老人阴虚者十之七八，故服食家为益精明目之上品。"本品具有滋肾润肺、平肝明目之功效。

《太平圣惠方》载有枸杞粥，用枸杞子30g，粳米60g，煮粥食用，对中老年因肝肾阴虚所致之头晕目眩、腰膝疲软、久视昏暗及老年性糖尿病等，有一定效用。《本草纲目》云"枸杞子粥，补精血，益肾气"，对血虚肾亏之老年人最为相宜。

近代实验研究表明，枸杞子含有甜菜碱、胡萝卜素、硫胺素、核黄素、烟酸、抗坏血酸、钙、磷、铁等成分，具有抑制脂肪在肝细胞内沉积，防止脂肪肝，促进肝细胞新生的作用。

玉竹　又名葳蕤，味甘，性平。唐代陈藏器的《本草拾遗》谓其"主聪明，调气血，令人强壮"。本品可养阴润肺、除烦止渴，对老年阴虚之人尤为适宜。

《太平圣惠方》载有服玉竹法："二月九日，采葳蕤根切碎一石，以水二石煮之，从旦至夕，以手接烂，布囊榨取汁熬稠，其渣晒，为末，同熬至可丸，丸如鸡头子大。每服一丸，白汤下，日三服。导气脉，强筋骨，治中风湿毒，去面皱益颜色，久服延年。"

近代研究证明，本品有降血糖及强心作用，对于糖尿病患者、心悸者，有一定作用。本品补而不腻，凡津液不足之症，皆可应用；但胃部胀满，湿痰盛者，应慎用或忌用。

黄精　味甘，性平。清代张璐《本经逢原》云："宽中益气，使五脏调和，肌肉充盛，骨髓坚强，皆是补阴之功。"本品有益脾胃，润心肺，填精髓之作用。

《太平圣惠方》载有取黄精法。将黄精根茎不限多少，洗净，细切，用流水去掉苦汁。经九蒸九晒后，食之。此对气阴两虚，身倦乏力，口干津少有益。

近代研究证明，黄精具有降压作用，对防止动脉粥样硬化及肝脏脂肪浸润也有一定的效果。所以，常吃黄精对肺气虚患者有益，还能防止一些心血管系统疾病的发生。

桑椹　味苦，性寒。《本草纲目》云："利五脏、关节，通血气。久服不饥……变白不老。"明代兰茂《滇南本草》谓其"益肾脏而固精，久服黑发明目"。本品可补益肝肾，有滋阴养血之功。

将桑椹水煎，过滤去滓，装于陶瓷器皿中，文火熬成膏，兑适量白蜜，贮存于瓶中。日服两次，每次9～15g（约两汤匙），温开水调服。具有滋补肝肾，聪耳明目之功能。

近代药理研究证明，桑椹中含有葡萄糖、果糖、鞣酸、苹果酸（丁二酸）、钙质、无机盐、维生素A、维生素D等。临床上用于贫血、神经衰弱、糖尿病及阴虚型高血压。

女贞子 味甘、微苦，性平。《神农本草经》谓其"主补中，安五脏，养精神，除百疾，久服肥健，轻身不老"。《本草纲目》云女贞子："强阴，健腰膝，乌白发，明目。"本品可滋补肝肾，强阴明目。其补而不腻，但性质偏凉，脾胃虚寒泄泻及阳虚者慎用。

近代研究证明，女贞子的果皮中含三萜类物质，如齐墩果醇酸、右旋甘露醇、葡萄糖。种子含脂肪油，其中有软脂酸、油酸及亚麻酸等成分。本品有强心、利尿作用，还可治疗淋巴结核及肺结核潮热等。

4.补阳类养生药物

菟丝子 味甘、辛，性微温。《神农本草经》谓其"补不足，益气力"。南朝陶弘景在《名医别录》云："久服明目，轻身延年。"本品有补肝肾、益精髓、坚筋骨、益气力之功效。

《太平圣惠方》载有服菟丝子法："服之令人光泽。唯服多甚好，三年后变老为少。……久服延年。"具体方法是："用酒一斗浸，曜干再浸，又曜，令酒尽乃止，捣筛"，每次酒服6g，日服二次。此药禀气和中，既可补阳，又可补阴，具有温而不燥、补而不滞的特点。

现代研究证明，菟丝子含生物碱、蒽醌、香豆素、黄酮、苷类、甾醇、鞣酸、糖类等，具有补肾助阳、改善内分泌、增加心率、降低血压等作用。

鹿茸 味甘、咸，性温。《神农本草经》谓其"益气强志，生齿不老"，《本草纲目》云："生精补髓，养血益阳，强筋健骨。"本品有补肾阳、益精血、强筋骨之功效。

单味鹿茸可冲服，亦可炖服。冲服时，鹿茸研细末，每次服0.5～1g。炖服时，鹿茸1.5～4.5g，放杯内加水，隔水炖服。阴虚火旺者及肺热、肝阳上亢者忌用。

近代科学研究表明，从鹿茸中提取得到的有机化合物有胆固醇类、对羟基苯甲醛、对羟基苯甲酸、尿嘧啶、次黄嘌呤、肌酐、烟酸、尿苷、对氨基苯甲醛、多糖类、磷脂类、多肽类、神经节苷脂、神经生长因子类物质、表皮生长因子、游离氨基酸及雌酮、雌二醇、睾酮等性激素。这些成分能减轻疲劳，提高工作效率，改善饮食和睡眠，有促进红细胞、血红蛋白、网状红细胞的新生，促进创伤骨折和溃疡愈合的作用，是一种良好的全身强壮药物。

肉苁蓉 味甘、咸，性温。《神农本草经》谓其"养五脏，益精气"。唐代甄权在《药性论》云："益髓，悦颜色，延年。"本品有补肾助阳、润肠通便之功效。

本品单味服用，可以水煎，每次6～15g内服，亦可煮粥食用。《本经逢原》云："肉苁蓉，老人燥结，宜煮粥食之。"即肉苁蓉加大米煮粥，有补肝肾、强身体之功效。

近代研究证明，肉苁蓉含有前列腺素、微量生物碱、苷类、有机酸类物质，具有性激素样作用，还有降压、强心、增强机体抵抗力的作用。

杜仲 味甘，性温。《神农本草经》谓其"补中，益精气，坚筋骨，强志……久服轻身耐老"。本品有补肝肾、强筋骨、安胎之功效。

近代科学研究证明，杜仲含有松脂醇二葡萄糖苷、橄榄脂素、儿茶素、苯丙素类化合物、绿原酸、环烯醚萜类、杜仲醇、杜仲醇苷、黄酮类、槲皮素、芦丁、杜仲胶等。动物实验及临床研究证明，杜仲有镇静、降血压、提高人体免疫力的作用。

（三）临床上常用的养生方

1.益气类养生方

（1）人参固本丸（《养生必用方》）。

【成分】人参、麦冬、天冬、生地黄、熟地黄、白蜜。

【功效】益气养阴。

【适应证】气阴两虚所致气短乏力、口渴心烦、头昏腰酸。

（2）资生丸（《兰台轨范》）。

【成分】人参、白术、茯苓、甘草、山药、莲子、薏苡仁、扁豆、白豆蔻、芡实、麦芽、神曲、山楂、陈皮、砂仁、桔梗、藿香、川黄连、白蜜。

【功效】健脾益胃，固肠止泻。

【适应证】脾虚所致呕吐、便溏、纳食不振。

（3）八珍糕（《外科正宗》）。

【成分】党参、白术、茯苓、扁豆、薏苡仁、莲子、芡实、山药。

【功效】健脾养胃，益气和中。

【适应证】年迈体衰、脏腑虚损、脾胃薄弱所致食少腹胀、面黄肌瘦、腹痛便溏等。

2.养血类养生方

养血返精丸（《集验方》）。

【成分】补骨脂、茯苓、没药。

【功效】补肾养血。《古今图书集成医部全录》记载："昔有人服此，至老不衰；盖破故纸补肾，茯苓补心，没药养血，三者既壮，自然身安。"

【适应证】肾虚血亏所致脱发、白发。

3.滋阴类养生方

（1）补天大造丸（《体仁汇编》）。

【成分】侧柏叶、熟地黄、生地黄、牛膝、杜仲、天

冬、麦冬、陈皮、干姜、白术、五味子、黄柏、当归身、
小茴香、枸杞子、紫河车。加减法：如骨蒸，加地骨皮、
知母、牡丹皮；如血虚，加当归和熟地黄；如气虚，加人
参、炙黄芪；如肾虚，加覆盆子、炒小茴香、巴戟天、吴
茱萸；如腰脚疼痛，加苍术、萆薢、锁阳酒、续断；如妇
人，去黄柏加川芎、香附、黄芩。

【功效】大补肾元。《古今图书集成医部全录》云：
"此方专滋养元气，延年益寿。……若虚劳之人，房室过
度，五心烦热，取之神效。"

【适应证】肾阴肾阳俱虚所致形体消瘦、腰膝无力、
口渴烦热。

（2）何首乌丸（《太平圣惠方》）。

【成分】何首乌、熟地黄、地骨皮、牛膝、桂心、菟
丝子、肉苁蓉、制附子、桑椹、柏子仁、山药、鹿茸、芸
苔子、五味子、白蜜。

【功效】滋补肝肾。原书云："补益下元，黑鬓发，
驻颜容。"

【适应证】肾之阴阳俱虚所致腰膝无力、心烦难寐、
须发早白。

（3）八仙长寿丸（《寿世保元》）。

【成分】生地黄、山茱萸、茯神、牡丹皮、五味子、
麦冬、山药、益智仁、白蜜。

【功效】滋补肾阴。原书云："年高之人，阴虚筋骨
萎弱无力。……并治形体瘦弱无力，多因肾气久虚，憔悴
盗汗。发热作渴。"

【适应证】肾亏肺燥所致形体消瘦、喘嗽口干、腰
膝无力。

4.补阳类养生方

(1) 巴戟丸（《太平圣惠方》）。

【成分】巴戟天、天冬、五味子、肉苁蓉、柏子仁、牛膝、菟丝子、远志、石斛、山药、防风、茯苓、人参、熟地黄、覆盆子、石龙芮、萆薢、五加皮、天雄、续断、石南、杜仲、沉香、蛇床子、白蜜。

【功效】补肾、健脾、散寒。原书云："治肾劳，腰脚酸疼，肢节苦痛，目暗流泪，心中恍惚，夜卧多梦，……心腹胀满，四肢痹疼，多吐酸水，小腹冷痛，尿有余沥，大便不利，悉皆主之。久服延年不老，万病除愈。"

【适应证】脾肾阳虚所致腰腿酸痛、腹胀冷痛。

(2) 补骨脂丸（《圣济总录》）。

【成分】补骨脂、核桃肉、白蜜。

【功效】温润补肾。原书云："暖下元，补筋骨，久服令人强健，悦泽颜色。"《奇效良方》云："久服延年益气。"

【适应证】肾虚所致腰膝酸痛、神疲乏力。

5.兼补类养生方

(1) 十全大补汤（《寿世保元》）。

【成分】人参、白术、茯苓、炙甘草、当归、川芎、白芍、熟地黄、黄芪、肉桂、麦冬、五味子、生姜、大枣。

【功效】益气补血、温阳散寒。

【适应证】气血衰少、阳气不足所致倦怠乏力、精神不振、形体消瘦、畏寒肢冷。

(2) 苁蓉丸（《圣济总录》）。

【成分】肉苁蓉、五味子、菟丝子、赤石脂、茯苓、泽泻、熟地黄、山茱萸、巴戟天、覆盆子、石斛。

【功效】补肾和中。原书云："治肾脏虚损，补真藏气，去丹田风冷，调顺阴阳，和胃气，进饮食，却老。"

【适应证】脾肾虚弱所致神疲乏力、食欲不振、二便不调、畏寒肢冷。

（四）临床上常用的养生膏方

"膏方"，是将食物或药材一起经煎煮、浓缩，加入糖类或动物胶制成的稠厚、半流体状的膏状物。

1.膏方养生作用机制

膏方养生以滋补保健、强身健体、抗衰延年为特点，其所用药物或食物及其赋形剂——糖、蜂蜜、药胶，多具补益作用，并可提高机体的免疫力。从剂型角度看，膏方取汁浓缩，集中了药物、食物之精华，量少而质纯，易于消化吸收；再者，使用简单、方便，不必每天煎药，且甘甜悦口，便于长期应用。膏方对于慢性虚弱性疾病的治疗及病后、产后、机体的恢复尤为适宜。年老体弱者服之可强身健体、抵抗早衰、延年益寿。所以，膏方养生不仅医生喜用，在民间也同样受欢迎。

2.膏方养生应用原则

（1）辨证必须准确。膏方大多以补益药滋补为主，因此一定要辨证准确，以免误补。"辨证论补"是指根据中医理论的原则，通过"望、闻、问、切"四诊合参，对每一个体的形体特征、舌象脉象、临床表现、发病情况等进行综合分析，辨证准确后方能给予个体化的膏方调养，从而起到未病先防、既病防变、病后防复的作用。

（2）注重体质差异。使用膏方养生时，应注重体质的差异，尤其要注意体质与药性的协调，偏于阳虚体质避免应用阴寒伤阳类药材与食材；偏于阴虚体质避免助火伤阴的药材与食材。

（3）重视脾胃升降。因膏方多为补益之药，易阻碍中焦脾胃的运化，加之在熬制膏方时常常要加入蜂蜜、冰糖、胶类等黏腻之品，更容易影响人体脾胃之气的正常运行。因此，对于脾胃运化功能差且不能耐受者，宜先服"开路方"以调理脾胃，待其整体状况较佳且适合使用膏方时，再行进补。

（4）注意膏方口感。膏方毕竟是由药物组成，有特殊的药味，为使使用者更加容易接受，通常要经过三种方法的处理：一是在处方中尽量少用苦味重的药物；二是加入核桃、芝麻、红枣、枸杞子之类药食两用、口感较好的材料；三是添加辅料，如加糖、加酒，糖有冰糖、红糖、白糖之分，酒多选用绍兴黄酒。这些都是膏方矫味的重要方法。

3.养生膏方的制作

（1）浸泡原料。药材饮片（药胶除外）、食物（多为药食两用品种）等原料放入容量相当的容器内，加适量清水令其充分吸收膨胀，然后再加清水使水面高出原料10cm左右，继续浸泡。浸泡时间不少于6h。

（2）煎煮药汁。先以大火煮沸，继以小火保持微沸，持续煮沸不少于2h，取出药汁，此为头煎；另加清水淹过原料，大火煮沸后再以小火持续煮沸1h，取出药汁，此为二煎；根据需要，亦可再煎煮1~2次，此分别称为三煎、四煎。煎煮次数，以原料无硬心、煎液味淡为止。将数次药汁合并，加上压榨汁，静置、沉淀、过滤，药汁备用。煎煮时间为2~5h。

（3）浓缩清膏。将反复煎煮、过滤后的药汁置于锅内，加入另炖或另煎取汁的细料药液（也可在收膏时加入），一起大火煮沸，改用小火，不断搅拌至药液呈稠糊状，使其浓缩，取少许药汁滴在能吸水的纸上，以不渗水为度，此即为清膏。

（4）收膏成型。在清膏中加入炼糖、炼蜜（或已炖或蒸至烊化）的药胶，放在小火上慢慢熬炼，不断用木铲或搅棒搅拌，直至能"挂旗"或"滴水成珠"，及时加入另炖或另煎取汁的细料药液或研成极细粉末的细料粉末，充分搅拌，熄火停煮，即成膏方。

4.养生膏方的使用

（1）使用方法：有冲服法、调服法与含服法三种。

冲服：取适量药膏，放在杯中，冲入白开水，搅匀，使之溶化后服下。也可根据病情需要服用温热的黄酒。

调服：取适量药膏，加入黄酒或汤药，隔水炖化，调匀后服用。

噙化：又称含化。即将药膏含在口中融化，以发挥药效。

（2）使用时间：包括使用时段和服用时间。

使用时段：膏方一般需连续服用4~6周，以冬令膏方为例，从每年的冬至起，即冬至以后的"一九"开始，到"六九"结束；或服至次年的立春前结束。

使用时间：一般空腹服或睡前服，每日1~2次。

（3）使用剂量：每次服用1汤匙，即10~20mL。

（4）使用禁忌：包括膏方药物要求的忌口和针对使用者体质的要求。

膏方药物要求的忌口：膏方大多以滋补为主，故不宜在服用期间饮浓茶。膏方多滋腻，因此在服膏方期间，凡生冷、黏腻、腥臭等不易消化及有特殊刺激性的食物都应避免。另外，服人参类膏方时忌食生萝卜、忌饮浓茶；服首乌类膏方时忌食动物血及铁剂；感冒发热、伤食腹胀或腹泻时应暂停服用。

针对使用者体质的要求：针对使用者的体质，在服用膏方时，忌口更为重要。如阴虚体质，在服膏方进行滋阴的同时，要忌食羊肉、牛肉等辛热的食品，烹调作料中不放或少放姜、蒜、葱等调味品，否则，辛热的食物会加重阴虚证情，轻则引起口干咽燥、大便燥结，重则可见出血症状。阳虚体质，在服膏方进行补阳、温阳、壮阳的同时，忌食西瓜、苦瓜、梨子等寒凉的食品，忌食或过多食用肥甘味厚腻滞之品，以防加重阳虚证情或致使气血运行不畅。

第二章　临证经验采菁

第一节　内科

一、感冒

感冒是指感受触冒风邪或时行疫毒，引起肺卫功能失调而致的一类外感疾病。其临床表现为恶寒、发热、鼻塞、流涕、头痛、咳嗽等。病轻者称为"伤风"，病重者称为"重伤风"，有较强传染性者则称为"时行感冒"。在西医中，感冒包括普通感冒、流行性感冒、急性上呼吸道感染等。

（一）诊断要点

本病一年四季均可发病，以冬、春季节居多。

病情轻，病程短，一般为3～7日。

以恶风发热、鼻塞、流涕、头痛、咳嗽、咽痛等肺卫症状为主要临床表现。

（二）辨证治疗

1.风寒感冒

【主症】鼻塞流清涕，喷嚏，恶寒重，发热轻或不发热，头痛，无汗，周身酸痛，咳嗽，痰色白清稀。舌苔薄白，脉浮或浮紧。

【治法】辛温解表，宣肺散寒。

【方药】荆防败毒散。如表寒重者，可加麻黄、桂枝，加强辛温散寒之力。

2.风热感冒

【主症】鼻塞流黄涕，喷嚏，恶风发热，或有汗出，头胀痛，口干，咽痛，咳嗽，咳吐黄痰。舌苔薄黄，脉浮数。

【治法】辛凉解表，宣肺清热。

【方药】银翘散、葱豉桔梗汤。发热甚者，加黄芩、大青叶；咽喉肿痛甚者，加板蓝根、玄参；咳痰黄稠者，加知母、贝母、黄芩；风热夹湿、胸闷呕恶者，加藿香、佩兰。

3.暑湿感冒

【主症】身热，微恶风，汗少或汗出不畅，肢体困重疼痛，头昏重胀痛，倦怠乏力，心烦口渴，胸闷欲呕，小便短赤。舌红，苔黄腻，脉濡数。

【治法】清暑祛湿解表。

【方药】新加香薷饮。

4.气虚感冒

【主症】恶寒较重，或发热，热势不高，鼻塞流涕，头痛无汗，肢体倦怠，咳嗽无力。舌苔薄白，脉浮无力。

【治法】益气解表。

【方药】参苏饮。

5.阴虚感冒

【主症】微恶风寒，少汗，头昏，心烦，口干，干咳痰少，舌红少苔，脉细数。

【治法】滋阴解表。

【方药】加减葳蕤汤。

(三) 其他疗法

(1) 针灸疗法。风寒感冒：取穴风池、风门、列缺、合谷，用泻法。风热感冒：取穴风池、大椎、曲池、合谷，用泻法。暑湿感冒：取穴孔最、合谷、中脘、足三里，用泻法。气虚感冒：取穴风池、合谷，施泻法；针气海、足三里，施补法。

(2) 推拿疗法。拇指按揉风池、风府、大椎、外关、合谷、风门、肺俞、肩井。风寒感冒，手法宜先轻后重，逐步增强刺激，使全身出汗，达到祛风散寒解表的目的。风热感冒，手法宜柔和轻快，患者自觉肌表微微汗出即可，邪去自愈。

（3）常用中成药。风寒感冒：感冒清热颗粒。风热感冒：银翘解毒片。

（4）单方验方。风寒感冒：连须葱白1根，生姜5片、橘皮6g、红糖30g、羌活10g、防风10g、紫苏10g、生姜2片、苍耳子10g。风热感冒：薄荷3g、鲜芦根30g、板蓝根30g、大青叶30g、桔梗6g、生甘草6g、野菊花10g、四季青10g、鱼腥草3g、淡竹叶10g。

（5）艾灸法。用艾条温和灸足三里穴。

二、咳嗽

咳嗽是由六淫外邪侵袭肺系，或脏腑功能失调，内伤及肺，肺气不清，失于宣肃所成。临床以咳嗽、咳痰为主要表现。有声无痰为咳，有痰无声为嗽。一般痰声多并见，难以截然分开，故以咳嗽并称。

咳嗽是临床常见的一种症状，西医的多种疾病，若上呼吸道感染、支气管炎、支气管扩张、肺炎等以咳嗽为主症时，可参照本单元辨证治疗。

（一）诊断要点

一年四季皆可发病。外感咳嗽以冬、春季为多见；内伤咳嗽无明显季节性。

外感咳嗽起病急，可伴有寒热等表证；内伤咳嗽每因外感反复发作，病程较长，咳而伴喘。

咳逆有声，或伴咽痒咯痰。

听诊可闻及两肺野呼吸音增粗，或伴散在的干湿性啰音。肺部X线照片检查正常或肺纹理增粗。

（二）辨证治疗

1.外感咳嗽

（1）风寒袭肺。

【主症】咽痒咳嗽声重，气急，咳痰稀薄色白，常伴鼻塞，流清涕，头痛，肢体酸楚，恶寒发热等表证。舌苔薄白，脉浮或浮紧。

【治法】疏风散寒，宣肺止咳。

【方药】三拗汤、止嗽散加减。

（2）风热犯肺。

【主症】咳嗽频，气粗或咳声嘶哑，咽痛，咳痰不爽，痰黏稠或稠黄，流黄涕，口渴，头痛，身热。舌薄黄，脉浮数。

【治法】疏风清热，宣肺止咳。

【方药】桑菊饮加减。

（3）风燥伤肺。

【主症】喉痒干咳，连声作呛，咽喉干痛，唇鼻干燥，无痰或痰少、粘连成丝，不易咯出，口干，初期或伴鼻塞、头痛、身热。舌质红干而少津，苔薄白或薄黄，脉浮数或小数。

【治法】疏风清肺，润燥止咳。

【方药】桑杏汤。

2.内伤咳嗽

（1）痰湿蕴肺。

【主症】咳嗽反复发作，晨起尤甚，咳声重浊，痰黏腻或稠厚成块，色白或带灰色，胸闷憋气，痰出则憋减咳缓。常伴体倦脘痞，食少腹胀。舌苔白腻，脉濡滑。

【治法】燥湿化痰，理气止咳。

【方药】二陈汤合三子养亲汤。

（2）痰热郁肺。

【主症】咳嗽气喘息促，或喉中有痰声，痰多色黄黏稠，咯吐不爽，或有热腥味或痰中带血，胸胁胀满，咳时隐痛，口干欲饮，或有身热。舌红，苔薄黄腻，脉滑数。

【治法】清热肃肺，祛痰止咳。

【方药】清金化痰汤。

(3) 肝火犯肺。

【主症】气逆作咳，咳时面赤，口苦咽干，常感痰滞咽喉，咯之难出，痰少质黏，咳引胸胁作痛，烦躁易怒，症状可随情绪波动而增减，舌红苔薄黄，脉弦数。

【治法】清肝泻肺，化痰止咳。

【方药】黛蛤散合泻白散加减。

(4) 肺阴亏虚。

【主症】干咳，咳声短促，或痰中带血，口干咽燥，或低热，或午后潮热，盗汗，五心烦热。舌红少苔，脉细数。

【治法】滋阴润肺，化痰止咳。

【方药】沙参麦冬汤加减。

(三) 其他疗法

(1) 针灸疗法。主穴：肺俞穴、合谷穴。配穴：多配丰隆穴；咽痒且咳配天突穴。

(2) 推拿疗法。患者俯卧位，医者沿脊柱正中督脉及两旁之膀胱经上做滚法5~10min。然后点按风门穴、肺俞穴、大椎穴、脾俞穴、膏肓俞穴、肝俞穴或上背部出现的压痛点；最后再沿脊柱及两侧做掌推法。仰卧位，在膻中、中府、尺泽、孔最、丰隆、照海等穴点、按、揉、擦5~15min。

(3) 常用中成药。风寒袭肺：通宣理肺丸；风热犯肺：羚羊清肺丸；痰湿蕴肺：二陈丸；痰热郁肺：清肺抑火丸；肺阴亏虚：百合固金丸。

三、肺痈

肺痈是肺叶生疮，形成脓疡的一种病症，属于内痈之一。临床以咳嗽，胸痛，发热，咳吐腥臭浊痰，甚则脓血相兼为主要特征。

与西医学的肺脓疡、支气管扩张继发感染等疾病相似。

（一）诊断要点

多有感受外邪的病史，绝大多数起病急骤。

常突然出现恶寒或寒战，高热，午后热甚，咳嗽胸痛，咯吐黏浊痰有腥味，或脓血相兼。

胸部X线片可见一个或几个肺段呈大片密度均匀的致密阴影，边缘模糊不清。

（二）辨证治疗

肺痈属实热证，治疗以祛邪为总则，清热解毒，化瘀排脓是治疗肺痈的基本原则。

1．初期

【主症】恶寒发热，咳嗽，咯白色黏液痰，量由少渐多，胸痛，咳时尤甚，呼吸不利，口干鼻燥。苔薄黄或薄白，脉浮数而滑。

【治法】清肺解表。

【方药】银翘散加减。

2．成痈期

【主症】身热转甚，时时振寒，继则壮热，汗出烦躁，咳嗽气急，胸满作痛，转侧不利，咳吐浊痰，呈黄绿色，自觉喉间有腥味，口干咽燥。苔黄，脉滑数。

【治法】清肺化痰消痈。

【方药】苇茎汤、如金解毒散加减。

3．溃脓期

【主症】咳吐大量脓血，或如米粥，腥臭异常，有时咯血，胸中烦满而痛，甚则气喘不能卧，身热，面赤，渴喜饮，舌质红，苔黄，脉滑实或数实。

【治法】排脓解毒。

【方药】加味桔梗汤加减。

4.恢复期

【主症】身热渐退，咳嗽减轻，咯吐脓血渐少，痰液转为清稀，精神纳食好转，或见胸胁隐痛，难以久卧，气短，自汗，盗汗，午后潮热，口燥咽干，消瘦，精神萎靡。舌质红，苔薄，脉细或细数无力。或见咳嗽，咯吐脓血，或痰液一度清稀而复转为臭浊，病情时轻时重，迁延不愈。

【治法】养阴补肺。

【方药】沙参清肺汤、桔梗杏仁煎加减。

（三）其他疗法

（1）针灸疗法。主穴：肺俞穴、中府穴、列缺穴、丰隆穴。配穴：胸痛甚配鱼际穴、内关穴；发热配曲池穴、尺泽穴；咯血配孔最穴；胸闷气短配天突穴、膻中穴。

（2）单方验方。鲜薏苡仁根适量，捣汁，炖热服，每日3次；鱼腥草，每日30～60g，煎汁服。

四、哮证

哮证是一种发作性痰鸣气喘疾病。发时喉中哮鸣有声，呼吸急促困难，甚则息不能平卧。哮证的病理因素以痰为主。痰的产生责之于肺、脾、肾三脏功能失调。

同西医学中的支气管哮喘、喘息型支气管炎，或由其他过敏性疾病引起的哮喘。

（一）诊断要点

发作时喉中哮鸣有声，呼吸困难，甚则张口抬肩，不能平卧。

呈反复发作性，常因气候突变、饮食不当、情志失调、劳累等因素诱发，发作前多有鼻痒、喷嚏、咳嗽、胸闷等先兆。

有过敏史或家族史。

两肺可闻及哮鸣音，或伴有湿性啰音。

嗜酸性粒细胞可增高，痰液涂片可见嗜酸细胞。

胸部X线检查无特殊改变，久病可见肺气肿体征。

（二）辨证治疗

1.发作期

（1）寒哮。

【主症】呼吸急促，喉中有痰鸣声，胸腔满闷如塞，咳痰不爽，面色晦滞带青，口不渴，遇寒易发。舌苔白滑，脉弦紧或浮紧。

【治法】温肺散寒，化痰平喘。

【方药】射干麻黄汤加味。

（2）热哮。

【主症】呼吸气粗，喉中哮鸣，胸高胁胀，咳痰黄稠，烦闷不安，汗出，口苦，喜凉饮。舌质红，苔黄腻，脉弦滑或滑数。

【治法】清热宣肺，化痰定喘。

【方药】定喘汤。

（3）风哮。

【主症】发时喉中哮鸣有声，呼吸急促，不能平卧。止时有如常人，反复发作，或有精神抑郁，或伴恶风汗出，舌淡，苔薄白，脉弦。

【治法】疏风宣肺，化痰平喘。

【方药】华盖散加味。

2.缓解期

（1）肺虚。

【主症】气短声低，咳痰稀白，自汗怕风，易感冒，每因气候变化而诱发，发前鼻塞流清涕，脉虚大或细弱。

【治法】补肺固卫。

【方药】玉屏风散加味。

(2) 脾虚。

【主症】气短痰多，面色萎黄不华，倦怠乏力，食少便溏，常因饮食不当引发，舌淡，苔薄腻或白滑，脉缓弱。

【治法】健脾化痰。

【方药】六君子汤。

(3) 肾虚。

【主症】气短息促，动则加重，腰膝酸软，头晕耳鸣，劳累后易发。阳虚者兼有畏寒肢冷，面色苍白，舌体胖嫩，脉沉细；阴虚者兼有颧红烦热，汗出黏手。舌红，苔少，脉细数。

【治法】补肾摄纳。

【方药】阳虚者选金匮肾气丸，阴虚者选七味都气丸。

(三) **其他疗法**

(1) 针灸疗法。实证宜针。取穴：大椎、身柱、风门、肺俞、丰隆、合谷、鱼际等。

(2) 虚证宜灸。取穴：肺俞、膻中、天突、关元、三阴交、肾俞、命门等。

(3) 穴位埋线。选取定喘、大椎、肺俞、中府等穴，埋填羊肠线，每20～30天1次，连续数次。

(4) 敷贴疗法。白芥子、延胡索各20g，甘遂、细辛各10g，共为末，加麝香0.6g，和匀。在夏季三伏中，分3次用姜汁调敷肺俞、膏肓、百劳等穴，1～2h去之，每10日敷1次。

(5) 单方验方。地龙，焙干研粉，装胶囊，每次服3g，每日2次，用于热哮。紫河车烘60g，蛤蚧粉45g，地龙粉75g，五味子24g，为蜜丸或水丸，每次服5g，每日2次。

五、喘证

喘证是以呼吸困难，甚至张口抬肩，鼻翼翕动，不能平卧为特征的一种病症。严重者可致喘脱。可见于多种急慢性疾病的过程中。

类似于西医学中的喘息型支气管炎、肺气肿、肺部感染、慢性肺源性心脏病、肺结核、矽肺及心力衰竭等疾病出现呼吸急促或呼吸困难。

（三）诊断要点

以喘促气短，呼吸困难，甚至张口抬肩，鼻翼翕动，不能平卧，或口唇青紫为典型临床表现。

多有慢性咳嗽、哮病、肺痨、心悸等病史，每遇外感、情志刺激及劳累而诱发。

两肺可闻及干、湿性啰音。

血常规、胸部X线片、心电图等有助于诊断。

（二）辨证治疗

1.实喘

（1）风寒闭肺。

【主症】呼吸气粗，胸部胀闷，咳嗽，痰多稀白，兼有头痛，鼻塞，恶寒无汗。舌淡，苔薄白而滑，脉浮紧。

【治法】散寒宣肺。

【方药】麻黄汤加味。

（2）表寒里热。

【主症】喘逆上气，胸胀或痛，息粗，鼻翕，咳而不爽，咳痰黏稠，形寒身热，有汗或无汗，口渴，溲黄，便干。舌红，苔薄白或薄黄，脉浮或滑。

【治法】宣肺泄热。

【方药】麻杏石甘汤。

（3）痰热遏肺。

【主症】喘咳气粗，胸闷烦热，咳痰黄稠或夹有血色，身热、面红、有汗、咽干，渴喜冷饮，尿赤便干。舌红，苔黄，脉滑数。

【治法】清肺化痰。

【方药】桑白皮汤。

（4）痰浊阻肺。

【主症】喘咳气粗，胸满闷，甚则胸盈仰息，痰多黏稠，色白，兼纳呆，口淡无味，不渴。舌淡，苔白厚腻，脉滑。

【治法】燥湿化痰，降逆平喘。

【方药】二陈汤合三子养亲汤加味。

（5）水凌心肺。

【主症】喘咳气逆，不能平卧，咳痰稀白，心悸，面浮肢肿，小便少，畏寒肢冷，唇甲青紫。舌体胖，苔白滑，脉沉细或带涩。

【治法】温阳利水。

【方药】真武汤合葶苈大枣泻肺汤加味。

2. 虚喘

（1）肺气虚。

【主症】气短而喘，言语无力，咳声低微，咳痰稀白而薄，自汗，易感冒。舌淡苔薄，脉虚弱。

【治法】益肺定喘。

【方药】补肺汤和玉屏风散。

（2）肾气虚。

【主症】喘促日久，呼多吸少，动则加重，小便常因咳嗽而失禁，或尿后余沥，畏寒肢冷。舌淡苔白，脉沉弱迟。

【治法】补肾纳气。

【方药】金匮肾气丸合参蛤散加减。

本病到了危重阶段可出现喘脱。症见喘逆不已，烦躁不安，端坐呼吸，不能平卧，肢冷汗出，脉浮大无根等阳气欲脱之象，宜急投大剂参附汤送服黑锡丹。

（三）其他疗法

（1）针灸疗法。取穴：定喘、肺俞、肾俞、膏肓俞、太渊、气海。实证采用泻法，虚证采用补法。另可取穴肺俞、膏肓俞、肾俞、脾俞，用艾炷如枣核大，隔姜灸，每穴3～5壮，不起泡，皮肤微红为度。每日1次，在三伏天施用。

（2）拔罐。在肺俞穴拔罐10～15min，每日1次，可与风门穴、厥阴俞穴、膻中穴交替使用。适用于虚喘。

（3）常用中成药。肺肾两虚型：七味都气丸。风寒束肺型：小青龙合剂。

（4）单方验方。麻黄、五味子、甘草各30g，研细末，分作30包，每日2次，每次1包，用于寒喘。莱菔子（蒸）、皂角（烧存性）、姜汁和蜜丸如梧子大，每次服50丸，每日2～3次，用于实喘、痰喘。

（5）饮食疗法。乌鸡煮陈醋：乌鸡1只，老陈醋1.5～2g，将乌鸡宰杀去毛，洗净切块与陈醋同煮熟，分3～5次热吃。适用于虚喘。

六、心悸

心悸是指患者自觉心中悸动，惊惕不安，甚则不能自主的一种病症。临床一般多呈阵发性，每因情志波动或劳累而发作。且常与失眠、健忘、眩晕、耳鸣等症同时并见。

心悸包括惊悸和怔忡，在程度上有轻重之别，发病情况及全身状况亦有差异。

同西医学中各种原因引起的心律失常，如心动过速、心动过缓、期前收缩、心房颤动或扑动、房室传导阻滞、病态窦房结综合征及心功能不全、神经官能症等，以心悸为主要表现。

（一）诊断要点

自觉心慌不安，心跳剧烈，神情紧张，不能自主，心搏或快速，或缓慢，或忽跳忽止，呈阵发性或持续不止。可伴有胸不适，心烦，少寐多汗，颤抖，乏力，头晕等。中老年发作频繁者，可伴有心胸疼痛，甚至喘促，肢冷，汗出，或见晕厥。

常由情志刺激、惊恐、紧张、劳倦过度、饮酒饱食等因素而诱发。

脉象可见数、疾、促、结、代、沉、迟等变化。

检测血压、心电图、动态心电图、心脏超声及X线胸部摄片等检查有助于明确诊断。

（二）辨证治疗

1.心虚胆怯

【主症】心悸不宁，善惊易恐，坐卧不安，少寐多梦而易惊醒，食少纳呆，恶闻声响。苔薄白，脉细略数或细弦。

【治法】益气安神，镇惊定志。

【方药】安神定志丸加味。

2.心血不足

【主症】心悸气短，头晕目眩，面色少华，神疲乏力，唇甲淡白，纳呆食少，少寐多梦。舌淡白，脉细弱。

【治法】补血养心，益气安神。

【方药】归脾汤。

3.阴虚火旺

【主症】心悸不宁，心烦少寐，头目昏眩，耳鸣腰酸，手足心热，口干，盗汗。舌红少苔，脉象细数或见促脉。

【治法】滋阴清火，养血安神。

【方药】天王补心丹或朱砂安神丸。

4.心阳不振

【主症】心悸不安，胸闷气短，动则尤甚，面色苍白，形寒肢冷。舌质淡白，脉虚弱或沉细数而无力。

【治法】温补心阳，安神定悸。

【方药】桂枝甘草龙骨牡蛎汤加味。

5. 水饮凌心

【主症】心悸眩晕，胸脘痞满，渴不欲饮，形寒肢冷，小便短少，下肢浮肿，可伴恶心呕吐。舌白滑，脉弦滑。

【治法】振奋心阳，化气行水。

【方药】轻者苓桂术甘汤加味；重者真武汤。

6. 心血瘀阻

【主症】心悸不安，胸闷不适，心痛时作，痛如针刺，或见唇甲青紫。舌质紫黯，或有瘀斑，脉涩或结代。

【治法】活血化瘀，理气通络。

【方药】桃仁红花煎加味。

7. 痰火扰心

【主症】心悸时发时止，受惊易作，胸闷烦躁，失眠多梦，口干口苦，大便秘结，小便短赤。舌红苔黄腻，脉弦滑。

【治法】清热化痰，宁心安神。

【方药】黄连温胆汤加减。

(三) 其他疗法

(1) 针灸疗法。取穴：内关、神门、心俞、巨阙。加减：心血不足者，加膈俞穴、脾俞穴、足三里穴；阴虚火旺者，加厥阴俞穴、肾俞穴、太溪穴；水饮内停者，加脾俞穴、三焦俞穴、气海俞穴。操作：毫针刺用平补平泻法。

(2) 单方验方。紫石英10～15g，水煎服。甘草30g，水煎服。苦参20g，水煎服。

(3) 常用中成药。心虚胆怯：灵宝护心丹。心血不足：人参健脾丸。阴虚火旺：朱砂安神丸。心血瘀阻：血府逐瘀胶囊。痰火扰心：清心滚痰丸。

（4）耳针穴位。心、皮质下、交感、神门。操作：每次选2～3穴，捻转轻刺激，留针15min。

七、胸痹

胸痹是以胸部闷痛，甚则胸痛彻背，短气，喘息不得卧为主症的一种疾病，轻者仅感胸闷如室，呼吸欠畅，重者则有胸痛，严重者心痛彻背，背痛彻心。

同西医学中的冠心病、心绞痛、心肌梗死、高血压性心脏病、心肌病、心包疾病、胸膜炎及某些神经官能症有胸痹表现者。

（一）诊断要点

胸闷、气短、胸背肩胛间痛，疼痛性质可有闷痛、灼痛、绞痛、刺痛、隐痛等不同。其痛甚则心痛彻背，背痛彻心。亦可窜及前臂、咽喉、胃脘等，或沿手少阴、手厥阴经循行部位。

突然发病，时作时止，反复发作。轻者几秒至数十分钟，经休息或服用芳香温通之药可迅速缓解；严重者疼痛剧烈，伴汗出肢冷，面色苍白，唇甲青紫，服药不能缓解，可发生脱证等危候。

本病多见于中年以上，常因情绪波动、寒冷刺激、饱餐之后及过度劳累等诱发。

心电图、运动试验及冠脉造影等有利于明确诊断；血脂、血糖、心肌酶测定等实验室检查有助于诊断。

（二）辨证治疗

1.阴寒凝滞

【主症】胸闷胸痛，感寒尤甚，气短心悸，或胸痛彻背，背痛彻心，重则喘息不能平卧，面色苍白，四肢厥冷。舌苔白，脉沉细。

【治法】辛温通阳，宣痹散寒。

【方药】瓜蒌薤白白酒汤加味。

2.气滞血瘀

【主症】心胸剧痛，如刺如绞，痛有定处，甚则心痛彻背，背痛彻心，或痛引肩背，伴有胸闷心悸，日久不愈，可因暴怒而加重，面色晦暗。舌质暗红，或紫黯，或有瘀斑，苔薄，脉弦涩或促、结、代。

【治法】活血化瘀，通络止痛。

【方药】血府逐汤加减。

3.痰浊内阻

【主症】胸部满闷疼痛，或痛引肩背，气短喘促，肢体沉重，形体肥胖，咳嗽痰多，伴有倦怠乏力，纳呆便溏，口黏，恶心，苔白腻，脉滑。

【治法】通阳泄浊，豁痰开结。

【方药】瓜蒌薤白半夏汤加减。

4.心肾阴虚

【主症】胸闷且疼痛，心悸盗汗，头晕耳鸣，腰膝酸软，口干烦热。舌红或有紫斑，脉细数或细涩。

【治法】滋阴益肾，活血通络。

【方药】左归饮加味。

5.气阴两虚

【主症】胸闷隐痛，心悸气短，头昏乏力，面色少华，咽干口燥，盗汗，便秘。舌嫩红少苔，或有齿痕，脉细弱无力。

【治法】益气养阴，活血通络。

【方药】生脉散合人参养营汤加减。

6.阳气虚衰

【主症】胸闷气短，胸痛彻背，心悸，汗出，畏寒肢冷，面色苍白，唇甲淡白或青紫。舌淡白或青紫，脉沉细或沉微欲绝。

【治法】益气温阳，活血通络。

【方药】参附汤合右归饮加减。

（三）其他疗法

（1）针灸疗法。主穴分两组：膻中穴和内关穴；巨阙穴和间使穴。操作时主穴交替轮换，每日针刺1次，获得针感，留针15min，10次为1个疗程，间隔5～7日。

（2）推拿疗法。按摩腹部的上脘穴、中脘穴、下脘穴、神阙穴、关元穴、心俞穴、厥阴俞穴或华佗夹脊压痛点等，对治疗心痛有效。

（3）常用中成药。阴寒凝滞：冠心苏合丸。气滞血瘀：速效救心丸。痰浊内阻：二陈丸。心肾阴虚：左归丸。气阴两虚：参脉注射液、生脉饮。阳气虚衰：金匮肾气丸。

（4）膏药穴位贴敷。心绞痛宁膏（含丹参、红花等）：贴敷心前区，具有活血化瘀、芳香开窍的功效。

（5）水浴疗法。用威海矿泉水淋浴，每次5～10min，水温40℃左右，以无不适为佳，出浴休息10min，再疗5～10min。以20～25日为1个疗程，休息5～7日再进行另一个疗程。对治疗心痛有较好效果。

八、眩晕

眩晕是由于风、火、痰、虚、瘀引起的清窍失养，临床上以头晕、眼花为主症的一类病症。眩即眼花，晕是头晕，两者常同时并见，故统称为"眩晕"。其轻者闭目可止，重者如坐车船，旋转不定，不能站立。或伴有恶心、呕吐、汗出、面色苍白等症状，严重者可突然仆倒。

主要包括西医学中耳源性眩晕、眼源性眩晕、脑性眩晕、高血压、低血压、低血糖、贫血、神经衰弱等病引起眩晕者。

（一）诊断要点

头晕目眩，视物旋转，轻者闭目即止，重者如坐舟车，甚则仆倒。可伴恶心呕吐，眼球震颤，耳鸣耳聋，汗出，面色苍白等。

多有情志不遂、年高体虚、饮食不节、跌仆损伤等病史。

测血压、血红蛋白、红细胞计数、心电图、电测听，脑诱发电位，眼震电图，颈X线片及经颅多普勒等项检查，有助于明确诊断，必要时可做CT、MRI。

（二）辨证治疗

1.肝阳上亢

【主症】眩晕耳鸣，头痛且胀，每因烦劳或恼怒加剧，面时潮红，急躁易怒，少寐多梦，口苦咽干。舌红苔黄，脉弦细数。

【治法】平肝潜阳，滋肾息风。

【方药】天麻钩藤饮。

2.气血亏虚

【主症】头晕眼花，动则加剧，面色苍白，唇甲不华，神疲懒言，心悸失眠，饮食减少。舌淡脉细弱。

【治法】补气养血，健运脾胃。

【方药】归脾汤。

3.肾精不足

【主症】眩晕，神疲健忘，腰膝酸软，遗精耳鸣，失眠多梦。偏于阳虚者，见四肢不温，形寒肢冷，舌质淡，脉沉细；偏于阴虚者，五心烦热，舌红少苔，脉细或细数。

【治法】偏阳虚者，补肾助阳；偏阴虚者，补肾滋阴。

【方药】补肾滋阴用左归丸；补肾助阳用右归丸。

4.痰浊上蒙

【主症】眩晕，头重如蒙，视物旋转，胸闷恶心，少食多寐。苔白腻，脉弦滑。

【治法】燥湿化痰，健脾和胃。

【方药】半夏白术天麻汤。

（三）**其他疗法**

（1）针灸疗法。肝阳上亢：风池穴、肝俞穴、肾俞穴、行间穴，毫针刺，用泻法。气血亏虚：足三里穴、三阴交穴、百会穴、气海穴，毫针刺，用补法，可加灸。肾精不足：百会穴、肾俞穴、太溪穴，毫针刺，用补法，灸百会穴。痰浊上蒙：阴陵泉穴、丰隆穴、中脘穴，针用平补平泻。

（2）常用中成药。肝阳上亢：脑立清丸。气血亏虚：人参健脾丸。肾精不足：左归丸，补肾固冲丸。痰浊上蒙：二陈丸。

（3）饮食疗法。天麻炖猪脑：天麻10g，猪脑1个洗净，同放炖盅内，加水适量，隔水炖熟服食。用于治肝阳上亢眩晕。五月艾煮鸡蛋：五月艾45g，黑豆30g，鸡蛋2枚，加水共煲熟服食。用于治血虚眩晕。

九、中风

中风又名卒中，是以突然昏仆，不省人事，伴口眼㖞斜，半身不遂，语言不利，或不经昏仆而仅以僻不遂为主症的一种疾病。因本病起病急骤、症见多端、变化迅速，与"风性善行而数变"的特征相似，故称中风。其临床表现与西医学所称的脑血管病相似。脑血管病主要包括缺血性和出血性两大类型。

（一）诊断要点

以神志恍惚、迷蒙或昏聩，半身不遂，口舌斜，舌强语謇或不语，偏身麻木为主症。

好发年龄在40岁以上，多急性起病。

病发多有情志失调、饮食不当或劳累等诱因，病前常有头晕、头痛、肢体麻木、力弱等先兆症。

脑脊液检查、眼底检查、脑CT、MRI等，有助于诊断。

（二）辨证治疗

1.中经络

（1）风邪入中。

【主症】肌肤不仁，手足麻木，突然口眼㖞斜，语言不利，口角流涎，甚则半身不遂，或兼见恶寒、发热、肢体拘急、关节酸痛等症。苔薄白，脉浮数。

【治法】祛风、养血、通络。

【方药】大秦艽汤加减。

（2）风阳上扰。

【主症】平素头晕头痛，耳鸣目眩，少寐多梦，突然发生口眼㖞斜，舌强语謇，或手足重滞，甚则半身不遂等症。舌质红或苔腻，脉弦细数或弦滑。

【治法】滋阴潜阳，息风通络。

【方药】镇肝息风汤加减。

（3）风痰阻络。

【主症】半身不遂，口舌㖞斜，语言不利，肢体拘急、麻木、头晕。舌质暗红，苔白腻，脉弦滑。

【治法】化痰息风通络。

【方药】化痰通络汤。

（4）痰热腑实。

【主症】半身不遂，口舌㖞斜，语謇，腹胀便秘，口黏痰多，头晕。舌红苔黄，脉滑大。

【治法】通腑泄热，化痰通络。

【方药】大承气汤。

2.中脏腑

(1) 闭证。

【主症】突然昏仆，不省人事，牙关紧闭，口噤不开，两手握固，大小便闭，肢体强痉。根据有无热象，又有阳闭和阴闭之分。

①阳闭。

【主症】除上述闭证的症状外，还有面赤身热，气粗口臭，躁扰不宁，苔黄腻，脉弦滑而数。

【治法】清肝息风，辛凉开窍。

【方药】先灌服局方至宝丹或安宫牛黄丸，并予羚羊钩藤汤。

②阴闭。

【主症】除上述闭证的症状外，还有面白唇暗，静卧不烦，四肢不温，痰涎壅盛。苔白腻，脉沉滑缓。

【治法】祛痰息风，辛温开窍。

【方药】急用苏合香丸温开水化开灌服（或用鼻饲法），以温开透窍，并用涤痰汤煎服。

(2) 脱证。

【主症】突然昏仆，不省人事，目合口开，鼻鼾息微，身寒肢冷，汗多，大小便自遗，肢体软瘫。舌痿，脉细弱或脉微欲绝。

【治法】益气回阳，救阴固脱。

【方药】立即用大剂量参附汤合生脉散。

3.后遗症

(1) 半身不遂。

①气虚血瘀，脉络瘀阻。

【主症】半身不遂，肢体无力，伴有患侧手足浮肿，语言謇涩，口眼歪斜，面色萎黄，或暗淡无华。苔薄白，舌淡紫，或舌体不正，脉细涩无力等。

【治法】补气活血，通经活络。

【方药】补阳还五汤加味。

②肝阳上亢，脉络瘀阻。

【主症】半身不遂，患侧僵硬拘挛，兼见头痛头晕，面赤耳鸣。舌红，苔薄黄，脉弦硬有力。

【治法】平肝潜阳，息风通络。

【方药】天麻钩藤饮。

（2）语言不利。

①风痰阻络。

【主症】舌强语謇，肢体麻木。脉弦滑。

【治法】祛风除痰，宣窍通络。

【方药】解语丹。

②肾虚精亏。

【主症】音喑失语，心悸、气促及腰膝酸软。

【治法】滋阴补肾利窍。

【方药】地黄饮子加减。

（3）口眼歪斜。

【主症】口眼㖞斜，口角偏向健侧，患侧眼不能闭，不能皱眉。

【治法】祛风，除痰，通络。

【方药】牵正散。

（三）其他疗法

（1）针灸疗法。中风闭证：取水沟、十二井、太冲、丰隆、劳宫、人中等穴，用泻法或点刺出血。中风脱证：灸关元穴、神阙穴、百会穴，刺气海穴、关元穴、足三里穴。

（2）推拿疗法。适用于中风恢复期的半身不遂。手法：推、按、捻、搓、拿、擦。取穴：风池、肩井、天宗、肩髃、曲池、手三里、合谷、环跳、阳陵泉、委中、承仙。部位：颜面部、背部及四肢，以患侧为重点。

（3）常用中成药。阳闭证：安宫牛黄丸或清开灵。阴闭证：苏合香丸。脱证：参附注射液或生脉注射液。中风后遗症半身不遂：大活络丹或华佗再造丸。语言不利：解语丹。口眼㖞斜：牵正散。

（4）功能锻炼。进入恢复期应加强功能锻炼，当患肢可以抬举时，宜抓紧上肢拉力和下肢撑力的锻炼，进而练习走路，最后练习手指、脚趾的活动。

十、不寐

不寐亦称失眠或"不得眠""不得卧""目不瞑"。是指经常不能获得正常睡眠为特征的一种病症。不寐的证情轻重不一，轻者有入睡困难，有寐而易醒，有醒后不能再寐，亦有时寐时醒者；严重者则整夜不能入寐，不寐一证，既可单独出现，也可与头痛、眩晕、心悸、健忘等证同时出现。与西医学的神经官能症、更年期综合征、神经衰弱及某些精神病等以失眠为主要临床表现的疾病相关。

（一）诊断要点

轻者入寐困难或寐而易醒，醒后不能再寐连续三周以上；重者整夜不能入寐，常伴有头痛头昏、心悸健忘、神疲乏力、心神不宁、多梦等。

有饮食不节、情志失常、劳倦思虑过度、病后体虚的病史。

经各系统及实验室检查，未发现有妨碍睡眠的其他器质性病变。

（二）辨证治疗

1.肝郁化火

【主症】不寐，性情急躁易怒，不思饮食，口渴喜饮，目赤口苦，小便黄赤，大便秘结，舌红，苔黄，脉弦而数。

【治法】疏肝泄热，佐以安神。

【方药】龙胆泻肝汤加味。

2.痰热上扰

【主症】不寐头重，痰多胸闷，恶食嗳气，吞酸恶心，心烦口苦，目眩。苔腻而黄，脉滑数。

【治法】化痰清热，和中安神。

【方药】温胆汤加味，若经久不寐，或彻夜不寐，大便秘结者，用礞石滚痰丸降火泻热，逐痰安神；若不寐伴胸闷嗳气，脘腹胀满，大便不爽，苔腻，脉滑，用半夏秫米汤。

3.阴虚火旺

【主症】心烦不寐，心悸不安，头晕，耳鸣，健忘，腰酸梦遗，五心烦热，口干津少。舌红，脉细数。

【治法】滋阴降火，养心安神。

【方药】黄连阿胶汤或朱砂安神丸。

4.心脾两虚

【主症】多梦易醒，心悸健忘，头晕目眩，肢倦神疲，饮食无味，面色少华。舌淡，苔薄，脉细弱。

【治法】补益心脾，养心安神。

【方药】归脾汤。

5.心胆气虚

【主症】不寐多梦，易于惊醒，胆怯心悸，遇事善惊，气短倦怠，小便清长。舌淡，脉弦细。

【治法】益气镇惊，安神定志。

【方药】安神定志丸。

(三）其他疗法

（1）针灸疗法。主穴：神门、三阴交。肝郁化火加行间穴、太冲穴；脾胃不和、痰热内扰加足三里穴、丰隆穴；阴虚火旺加肾俞穴、太溪穴。毫针刺用补法或平补平泻法，或针灸并用。

（2）常用中成药。肝郁化火：龙胆泻肝丸。痰热壅盛：礞石滚痰丸。阴虚火旺：朱砂安神丸。心脾两虚：归脾丸。心胆气虚：安神定志丸。

（3）单方验方。炒酸枣仁10～15g，捣碎，水煎后，晚上临睡前顿服。

十一、癫狂

癫狂是精神失常的疾患。癫证以沉默痴呆，语无伦次，静而多喜为特征；狂证以喧扰不宁，躁妄打骂，动而多怒为特征。因二者在症状上不能截然分开，却能相互转化，故癫狂并称。

癫证与狂证都是精神失常的疾患。包括西医学中的精神分裂症、躁狂型精神病、反应性精神病等。

（一）诊断要点

证以神情抑郁，表情淡漠，静而少动，沉默痴呆，或喃喃自语，语无伦次为特点，多有抑郁症状；狂证以突然狂奔，喧扰不宁，呼号打骂，不避亲疏为特点。

有癫狂的家族史，或有脑外伤史。多发于青壮年女性，素日性格内向，近期情志不遂，或有突遭变故，惊恐而情绪不宁。

排除药物、中毒、热病原因所致。

头颅CT、MRI及其他辅助检查无明显阳性发现。

（二）辨证治疗

1.癫证

（1）痰气郁结。

【主症】癫证初起，精神抑郁，神情淡漠，沉默痴呆，语无伦次或喃喃自语，或悲或泣，妄见妄闻，不知秽洁，不思饮食。舌苔薄白腻，脉弦细或弦滑。

【治法】理气解郁，化痰开窍。

【方药】顺气导痰汤加味。

（2）心脾两虚。

【主症】癫证日久，神思恍惚，心悸易惊，善悲易哭，少寐多梦，四肢困乏，饮食减少，面色少华，舌淡，脉细无力。

【治法】健脾养心，益气安神。

【方药】养心汤加味。

2.狂证

（1）痰火上扰。

【主症】病起急骤，先有性情急躁，头痛失眠，面红目赤，突然狂乱无知，哭妄叫号，不避亲疏，或毁物伤人，气力逾常，不食不眠。舌质红绛，苔黄腻，脉弦大滑数。

【治法】涤痰清心，泻肝清火。

【方药】生铁落饮加味。

（2）火盛伤阴。

【主症】狂病日久其势渐减，形疲神倦，多言善惊，时而烦躁，形瘦面红，少寐，食少。舌红少苔，脉细数。

【治法】滋阴降火，安神定志。

【方药】二阴煎加减。

（3）气血凝滞。

【主症】情绪躁扰不宁，恼怒多言，甚则登高而歌，弃衣而走，妄思离奇多端，兼面色晦暗，胸胁满闷，头痛心悸。舌质紫黯有斑，舌苔薄白或薄黄，脉弦细或弦数，或沉弦而迟。

【治法】活血化瘀，理气解郁。

【方药】癫狂梦醒汤。

（三）其他疗法

（1）针灸疗法。癫证取鸠尾、神门、太冲、涌泉等穴。刺激量随病情改善而减轻。病久正气不足者，可取心俞、肝俞、间使、足三里等穴，以轻刺激为宜。狂证初起，取人中、大椎、大陵、丰隆等穴，重刺激。持续捻针，直至患者安静，或有睡意时，留针不捻，约20min后起针。每日1～2次。

（2）推拿疗法。癫证可用拇指按压鸠尾、神门、太冲、涌泉等穴。刺激量随病情改善而减轻。狂证可用拇指按压人中穴、大椎穴、大陵穴、丰隆穴，重刺激。

（3）常用中成药。①癫证。痰气郁结，苏合香丸。心脾两虚：人参健脾丸。气虚痰结：安宫牛黄丸。②狂证。痰火上扰：礞石滚痰丸。火盛伤阴：定志丸。气血凝滞：大黄䗪虫丸。

十二、痫证

痫证是一种发作性神志异常的疾病，又名癫痫，或羊角风。其特征为发作性精神恍惚，甚则突然昏倒，昏不知人，口吐涎沫，两目上视，四肢抽搐，或口中如作猪羊叫声，移时苏醒，醒后如常人。

同西医学中的癫痫大发作，至于癫痫小发作虽表现类型不一，其辨证论治亦可参考。

（一）诊断要点

典型发作时突然昏倒，不省人事，两目上视，四肢抽搐，口吐涎沫，或有异常叫声，或仅有突然呆木，两眼瞪视，呼之不应，或头部下垂，肢软无力，面色苍白等。局限性发作可见多种形式，如口、眼、手等局部抽搐而无突然昏倒，或凝视，或语言障碍，或无意识动作等。大多数秒至数分钟即止。

发作前可有眩晕、胸闷等先兆症状。发作突然，醒后如常人，后对发作性时情况不知，反复发作。

任何年龄、性别均可发病，但多在儿童期、青春期或青年期发病，可有家族史，每因惊恐、劳累、情志过激等诱发。

在发作期，脑电图描记到对称性同步化棘波或棘波至慢波等提示。有条件可作CT、MRI等相应检查。

（二）辨证治疗

1. 风痰闭阻

【主症】发作前常有眩晕、胸闷、乏力等证，亦有无明显先兆者，发则突然昏仆、神志不清、抽搐、口吐涎沫，或口有叫声。舌苔白腻，脉多弦滑。

【治法】涤痰息风，开窍定痫。

【方药】定痫丸加减。

2. 痰火内盛

【主症】发作时昏仆、抽搐、吐涎，或有叫吼，平日情绪急躁、心烦失眠、咳痰不爽、口苦而干、便秘。舌红苔黄腻，脉弦滑数。

【治法】清肝泻火，化痰开窍。

【方药】龙胆泻肝汤合涤痰汤加减。

3. 瘀阻清窍

【主症】发则猝然昏仆、抽搐，或单见口角、眼角、肢体抽搐、颜面口唇青紫。舌质紫黯或有瘀斑，脉涩或沉弦。

【治法】活血化瘀，通络息风。

【方药】通窍活血汤。

4.脾虚痰湿

【主症】痫病日久，神疲乏力，眩晕时作，面色不华，胸闷痰多，或恶心欲呕，纳少便溏。舌淡胖，脉濡弱。

【治法】健脾和胃，化痰息风。

【方药】醒脾汤。

5.心肾亏虚

【主症】癫痫发作日久，精神萎靡，头目昏花，心悸健忘，腰膝酸软，甚或智力减退，言语欠清。舌质淡，脉细或细滑。

【治法】补益心肾，健脾化痰。

【方药】大补元煎合六君子汤加减。

（三）其他疗法

（1）针灸疗法。发作时强刺人中穴、内关穴、后溪穴；间歇期刺风府穴、风池穴、大椎穴。配穴为合谷、太溪、百会、神门、三阴交、足三里、丰隆、中脘等穴，每日1次，每次选用2~3穴，10日为1个疗程。

（2）推拿疗法。发作时拇指按压人中穴、内关穴、后溪穴，间歇期按压风府穴、风池穴、大椎穴、合谷穴、太溪穴、百会穴、神门穴、三阴交穴、足三里穴、丰隆穴、中脘穴。

（3）常用中成药。风痰闭阻：定痫丸。痰火内盛：至宝丹。心肾阴虚：左归丸。肝郁痰火：当归龙荟丸。瘀阻清窍：通关散。脾虚痰湿：参苓白术散。

（4）外治法。吴茱萸适量，研为细末，放入神阙穴，外用膏药固定，7~10日换1次。

十三、胃痛

胃痛，又称胃脘痛，是由外感邪气、内伤饮食情志、脏腑功能失调等导致气机郁滞，胃失所养，以上腹胃脘部疼痛为主症的病症。

同西医学中的急、慢性胃炎，消化性溃疡，胃痉挛，胃下垂，胃黏膜脱垂症，胃神经官能症等疾病，当以上腹部疼痛为主要表现时，可参照本病的辨证治疗。

（一）诊断要点

胃脘部疼痛，常伴有食欲不振、痞闷或胀满、恶心呕吐、吞酸嘈杂等。

发病常与情志不遂、饮食不节、劳累、受寒等因素有关。

起病或急或缓，有反复发作的病史。

在上消化道X线钡餐透视、纤维胃镜及病理组织学检查等中，可见胃和十二指肠黏膜炎症、溃疡等病变。

（二）**辨证治疗**

1.寒邪客胃

【主症】胃痛暴作，痛势较剧，恶寒喜暖，得温痛减，遇寒加重，口淡不渴，或喜热饮。苔薄白，脉弦紧。

【治法】温胃散寒，理气止痛。

【方药】良附丸加味。

2.饮食停滞

【主症】胃脘疼痛，胀满拒按，嗳腐吞酸，或呕吐不消化食物，其味腐臭，吐后痛减，不思饮食，大便不爽，得矢气及便后稍舒，苔厚腻，脉滑。

【治法】消食导滞，和胃止痛。

【方药】保和丸。

3.肝气犯胃

【主症】胃脘胀满，攻撑作痛，脘痛连胁，胸闷嗳气，喜长叹息，大便不畅，得嗳气、矢气则舒，遇烦郁则痛作或痛甚，苔薄白，脉弦。

【治法】疏肝理气，和胃止痛。

【方药】柴胡疏肝散。

4.肝胃郁热

【主症】胃脘灼痛，痛势急迫，心烦易怒，泛酸嘈杂，口干口苦，舌红苔黄，脉弦数。

【治法】疏肝理气，泻热和胃。

【方药】化肝煎加减。

5.瘀血停滞

【主症】胃脘疼痛，如针刺、似刀割，痛有定处，按之痛甚，痛时持久，食后加剧，入夜尤甚，或见吐血、黑便。舌质紫黯或有瘀斑，脉涩。

【治法】活血化瘀，和胃止痛。

【方药】失笑散合丹参饮。

6.胃阴亏虚

【主症】胃脘隐隐作痛，似饥而不欲食，口燥咽干，五心烦热，消瘦乏力，口渴思饮，大便干燥。舌红少津，脉弦细。

【治法】滋阴益胃，和中止痛。

【方药】一贯煎合芍药甘草汤。

7.脾胃虚寒

【主症】胃痛隐隐，绵绵不休，喜温喜按，空腹痛甚，得食则缓，劳累或受凉后发作或加重，泛吐清水，神疲纳呆，四肢倦怠，手足不温，大便溏薄。舌淡苔白，脉虚弱。

【治法】温中健脾，和胃止痛。

【方药】黄芪建中汤加味。

（三）其他疗法

（1）针灸疗法。实证者，取申脉穴、足三里穴、内关穴、公孙穴、行间。针用泻法，寒证加灸。虚证者，取脾俞穴、胃俞穴、中脘穴、章门穴、足三里穴、内关穴、三阴交穴。针用补法。

（2）贴敷疗法。老生姜60g，葱30g，捣烂炒热，趁热敷痛处。食盐250g，炒热用布包好，热熨腹部，冷后再炒再熨，每次敷半小时。

（3）常用中成药。寒邪犯胃型：良附丸；脾胃虚寒型：附子理中丸。

（4）埋线疗法。以下三组穴位轮流使用，用羊肠线埋植：足三里（左），胃俞透脾俞；中脘透上脘，足三里（右）；下脘，灵台，梁门。每次间隔20～30日。

十四、呕吐

呕吐是指胃失和降，气逆于上，胃中之物从口吐出的一种病症。一般以有物有声谓之呕，有物无声谓之吐，无物有声谓之干呕。但呕与吐常同时发生，很难截然分开，故常并称。

呕吐是临床常见症状，可以出现在西医学中的多种疾病之中，如急性胃炎、心因性呕吐、黏膜脱垂症、贲门痉挛、幽门痉挛、幽门梗阻、十二指肠瘀积症、肠梗阻、肝炎、胰腺炎、胆囊炎、尿毒症、颅脑疾病及一些急性传染病等。这些疾病中当以呕吐为主要表现时，可参照本症的辨证治疗。

（一）诊断要点

呕吐以呕吐食物、痰涎、水液诸物，或干呕无物为主症，一日数次不等，持续或反复发作。常兼有脘腹不适，恶心纳呆，泛酸嘈杂等症。

起病或急或缓，常先有恶心欲吐之感，多由气味、饮食、情志、冷热等因素而诱发，或因服用化学药物，误食毒物而致。上消化道X线检查及内窥镜检查，常有助于诊断及鉴别诊断。

呕吐当与反胃和霍乱相鉴别。反胃多系脾胃虚寒，胃中无火，难于腐熟，食入不化所致。表现为食饮入胃，停滞胃中，良久尽吐而出，吐后转舒。而呕吐为邪气干扰，胃虚失和所致，或食入即吐，或不食亦吐，并无规律。霍乱呕吐与腹泻并见，同时伴有腹中绞痛，吐血剧烈者可出现肢冷、脉沉等危象。

（二）辨证治疗

1.外邪犯胃

【主症】突然呕吐，起病较急，常伴有发热恶寒，头身疼痛，胸脘满闷，不思饮食，舌苔白，脉濡缓。

【治法】解表疏邪，和胃降逆。

【方药】藿香正气散。

2.饮食停滞

【主症】呕吐酸腐，脘腹胀满，嗳气厌食，得食愈甚，吐后反快，大便或溏或结，气味臭秽。苔厚腻，脉滑实。

【治法】消食化滞，和胃降逆。

【方药】保和丸。

3.痰饮内停

【主症】呕吐多为清水痰涎，胸脘痞闷，不思饮食，头眩心悸，或呕而肠鸣有声。苔白腻，脉滑。

【治法】温化痰饮，和胃降逆。

【方药】小半夏汤合苓桂术甘汤。

4.肝气犯胃

【主症】呕吐吞酸，嗳气频作，胸胁胀满，烦闷不舒，每因情志不遂而呕吐吞酸更甚。舌边红，苔薄腻，脉弦。

【治法】疏肝理气，和胃止呕。

【方药】半夏厚朴汤合左金丸加减。

5.脾胃虚弱

【主症】饮食稍有不慎即易呕吐，时作时止，胃纳不佳，食入难化，脘腹痞闷，口淡不渴，面白少华，倦怠乏力，大便溏薄，舌质淡，苔薄白，脉濡弱。

【治法】益气健脾，和胃降逆。

【方药】香砂六君子汤。

6.胃阴不足

【主症】呕吐反复发作，但呕量不多，或仅唾涎沫，时作干呕，口燥咽干，胃中嘈杂，似饥而不欲食。舌红少津，脉细数。

【治法】滋养胃阴，降逆止呕。

【方药】麦冬汤。

(三) 其他疗法

(1) 针灸治疗。主穴：内关、中脘。配穴：足三里、公孙、丰隆、阳泉、肝俞、脾俞、隐白。

(2) 常用中成药。四时感冒：保和丸。外感风寒：藿香正气水。

(3) 饮食疗法。绿豆饮：绿豆煎水饮。适用于热性呕吐。葱白饮：葱白带根1段，生姜1片，紫苏叶1.5g，水煎半杯饮用，或用姜汁半茶匙，蜂蜜适量，开水调服。适用于寒性呕吐。

十五、泄泻

泄泻是以排便次数增多，质稀薄或完谷不化，甚至泻出如水样为特征的病症。凡属消化器官发生功能或器质性病变导致的腹泻，如急慢性肠炎、肠结核、肠易激综合征、吸收不良综合征等，可参照本单元辨证治疗。

(一) 诊断要点

大便粪质清稀，或大便次数增多，粪质清稀；或次数不多，粪质清稀，甚则如水状或完谷不化。

常有腹胀腹痛，起病或急或缓，常先有腹痛，旋即泄泻，经常有反复发作病史，多由寒热、饮食、情志等诱发。

大便常规、大便细菌培养、结肠X线及内镜检查有助于诊断。

须排除某些生理习惯性的便次增多，以及其他病症中出现的泄泻症状。

须与痢疾及霍乱鉴别。痢疾以腹痛、里急后重、便下赤白脓血为主症。霍乱是一种上吐下泻同时并作的病症，其来势急骤，变化迅速，病情凶险。霍乱起病时先突发腹痛，继则吐泻交作，所吐之物均为未消化之物，气味酸腐热臭；所泻之物多为黄色粪水，或如米泔。且常伴恶寒、发热。部分患者在吐泻之后，迅速消瘦，或发生转筋，腹中绞痛。

（二）辨证治疗

1.寒湿泄泻

【主症】泄泻清稀，甚如水样，腹痛肠鸣，脘闷食少，或兼有恶寒发热，鼻塞头痛，肢体酸楚。苔薄白或白腻，脉濡缓。

【治法】芳香化湿，解表散寒。

【方药】藿香正气散。

2.湿热泄泻

【主症】泄泻腹痛，泻下急迫，或泻而不爽，粪色黄褐，气味臭秽，肛门灼热，烦热口渴，小便短黄。苔黄腻，脉滑数或濡数。

【治法】清热利湿。

【方药】葛根连汤合六一散。

3.食滞泄泻

【主症】腹痛肠鸣，泻下粪便，臭如败卵，泻后痛减，脘腹胀满，嗳腐酸臭，不思饮食。苔垢浊或厚腻，脉滑。

【治法】消食导滞。

【方药】保和丸。

4.肝郁泄泻

【主症】素有胸胁胀闷，气食少，每于抑郁恼怒，或情绪紧张之时，发生腹痛泄泻，腹中雷鸣，攻窜作痛，矢气频作。舌淡红，脉弦。

【治法】抑肝扶脾。

【方药】痛泻要方。

5.脾虚泄泻

【主症】大便时溏时泻，迁延反复，完谷不化，饮食减少，食后脘闷不舒。稍进油腻食物，则大便次数增多，面色萎黄，神疲倦怠。舌淡苔白，脉细弱。

【治法】健脾益气。

【方药】参苓白术散。

6.肾阳虚

【主症】黎明之前脐腹作痛，肠鸣即泻，泻下完谷，泻后则安，形寒肢冷，腰膝酸软。舌淡白，脉沉细。

【治法】温补脾肾，固涩止泻。

【方药】四神丸合理中汤加减。

（三）**其他疗法**

（1）针灸治疗。针刺上巨虚穴、天枢穴、足三里穴，适用于急性泄泻。艾灸上脘穴、天枢穴、关元穴、足三里穴，适用于慢性泄泻。

（2）推拿疗法。一指禅推法由中脘穴缓慢向下移至气海穴、关元穴，用滚法沿脊柱两旁从脾俞穴至大肠俞穴治疗。

（3）拔罐疗法。背部两侧的膀胱经部位进行拔火罐，10次为1个疗程。

（4）常用中成药。寒湿泄泻：藿香正气水。脾肾阳虚：桂附理中丸。

（5）单方验方。焦山楂15g，神曲12g，水煎服，治伤食泄泻。车前子15g（或车前草30～60g），藿香9g，生姜9g，水煎服，用于寒湿泄泻。

十六、痢疾

痢疾是以腹痛、里急后重、下赤白脓血为主症的病症，是一类具有传染性质的疾病，多发于夏秋季节。

同西医学中细菌性痢疾、阿米巴痢疾及一些结肠病变，如溃疡性结肠炎等。

（一）诊断要点

发病前有不洁饮食史或与病疾患者接触史，流行季节在夏秋之交，具有传染性，疫毒从口而入。

起病急骤，恶寒发热，初期有食欲减退，恶心呕吐，继而腹部阵痛，痛而欲便，便而不爽。腹泻开始有稀便，而后即见排出物呈白色胶冻状如鱼脑，随后为赤红色胶冻样物，每日大便10～20次不等，甚至数十次，里急后重感显著，病程一般在两周左右。慢性痢疾则反复发作，迁延不愈。

大便涂片镜检和细菌培养等项目有利于确诊。X线钡餐造影及直肠、结肠镜检查有助于鉴别诊断。

本病应与泄泻相鉴别，泄泻大便溏薄，粪便清晰，或如水样，或完谷不化，泻而不爽，甚则滑脱不禁，而无赤白脓血便，也无里急后重感。

（二）辨证治疗

1.湿热痢

【主症】腹痛，里急后重，下痢赤白相杂，赤多白少，肛门灼热，小便短赤。或发热恶寒，头痛身楚，舌红，苔腻微黄，脉滑数。

【治法】清热解毒，调气行血。

【方药】芍药汤加味。

2.疫毒痢

【主症】发病急骤，腹痛剧烈，里急后重，痢下脓血鲜紫相杂，腐臭难闻，肛门灼热下坠，壮热口渴，头痛烦躁。舌质红绛，苔黄腻或黄燥，脉滑数。甚者，可在下赤白之前，便出现神昏痉厥等险症。

【治法】清热凉血，解毒清肠。

【方药】白头翁汤加味。

3.寒湿痢

【主症】腹痛，里急后重，下赤白黏冻，白多赤少，或纯为白冻，胸脘痞闷，饮食乏味，头身困重，口黏不渴。舌质淡，苔白腻，脉濡缓。

【治法】温化寒湿，调和气血。

【方药】胃苓汤去泽泻、猪苓，加芍药、当归。

4.阴虚痢

【主症】痢久迁延不愈，泻下赤白相杂，或脓血黏稠如冻，量少难出，脐腹均痛，里急后重，或虚坐努责，心烦口干，午后低热，体倦乏力。舌质红绛而干，少苔，脉细数。

【治法】养阴和营，清肠化湿。

【方药】驻车丸加味。

5.虚寒痢

【主症】痢久反复不已，泻下稀薄，夹有黏冻，或夹黯紫血色，甚或滑泄难禁，脱肛，或虚坐努责，脐腹隐隐冷痛，食少神疲，或四肢不温，形寒畏冷，面黄少华，舌质淡，苔薄白，脉细弱无力，每遇饮食不当，或受寒凉时发作加重。

【治法】温补脾肾，收涩固脱。

【方药】真人养脏汤加减。

6.休息痢

（1）发作期。

【主症】腹痛里急后重，大便夹有黏液，或呈酱赤色。倦怠怯冷，嗜卧，食少。舌淡苔腻，脉濡缓或虚数。

【治法】温中清肠，理气化滞。

【方药】连理汤。

（2）缓解期。

①脾气虚弱。

【主症】腹胀食少，大便溏薄或夹少量黏液，肢倦神疲，少气懒言，面色萎黄，或脱肛。舌淡，苔白或腻，脉缓弱。

【治法】补中益气，健脾升阳。

【方药】补中益气汤。

②脾阳虚衰。

【主症】腹痛绵绵，喜按喜温，大便稀溏，夹脓血黏液白冻，形寒气怯，四肢不温，纳少，面白无华，口淡不渴。舌淡胖或有齿痕，苔白滑，脉沉迟无力。

【治法】温阳祛寒，益气健脾。

【方药】附子理中汤。

③寒热错杂。

【主症】胃脘灼热，烦渴，腹痛绵绵，下痢稀溏，时夹少量黏冻，饥而不欲食，四肢不温。舌红，苔黄厚腻，脉沉缓。

【治法】温中补虚，清热燥湿。

【方药】乌梅丸。

④瘀血内阻。

【主症】腹部刺痛，部位固定，拒按，常夜间加重，面色晦暗，下痢色黑。舌紫黯或有瘀斑，脉细涩。

【治法】活血化瘀，行气止痛。

【方药】膈下逐瘀汤加减。

（三）其他疗法

（1）针灸疗法。天枢穴、足三里穴，用泻法，留针30~60min。必要时每日2~3次。

（2）常用中成药。湿热内停型：木香槟榔丸。

十七、腹痛

腹痛是指胃脘以下、耻骨毛际以上的部位发生疼痛为主要表现的病症，多由脏腑气机不利，经脉失养而成。

主要讨论内科腹痛。西医学中的许多疾病，如急慢性胰腺炎、胃肠痉挛、不完全性肠梗阻、结核性腹膜炎、肠易激综合征、消化不良性腹痛等，以腹痛为主要表现，在排除外科、妇科疾病时，可参考本症的辨证治疗。

（一）诊断要点

凡是胃脘以下，耻骨毛际以上部位的疼痛为主要表现者，即为腹痛。其疼痛性质各异，但一般不甚剧烈，且按之柔软，压痛较轻，无肌紧张及反跳痛。

起病多缓慢，疼痛发作或加重常与饮食、情志、受凉等因素有关。

腹部X线检查、B超检查，以及有关实验室检查有助于诊断及鉴别诊断。

应排除外科、妇科腹痛，以及其他内科疾病中出现的腹痛症状。

本病应与其他内科疾病中的腹痛症状相鉴别。如痢疾之腹痛常伴有里急后重、下痢赤白脓血；霍乱之腹痛伴有吐泻交作；积聚之腹痛以腹中包块为特征；鼓胀之腹痛以腹部外形胀大为特征等。

（二）辨证治疗

1.寒邪内阻

【主症】腹痛急迫，剧烈拘急，得温痛减，遇寒尤甚，手足不温，口淡不渴，小便清长，大便自可。苔白腻，脉沉紧。

【治法】温里散寒，理气止痛。

【方药】良附丸合正气天香散。

2.湿热壅滞

【主症】腹部胀痛，痞满拒按，胸闷不舒，烦渴引饮，大便秘结，或溏滞不爽，身热自汗，小便短赤。苔黄燥或黄腻，脉滑数。

【治法】通腑泻热。

【方药】大承气汤。

3.中虚脏寒

【主症】腹痛绵绵，时作时止，喜热恶冷，痛时喜按，饥饿劳累后加重，得食、休息后减轻，气短懒言，形寒肢冷，胃纳不佳，大便溏薄。舌质淡，苔薄白，脉沉细。

【治法】温中补虚，缓急止痛。

【方药】小建中汤。

4.饮食停滞

【主症】脘腹胀满，疼痛拒按，嗳腐吞酸，厌食，痛而欲泻，泻后痛减，粪便奇臭，或大便秘结。舌苔厚腻，脉滑。

【治法】消食导滞。

【方药】枳实导滞丸。

5.气机郁滞

【主症】脘腹疼痛，胀满不舒，攻窜两胁，痛引少腹，时聚时散，得嗳气矢气则舒，遇忧思恼怒则剧。苔薄白，脉弦。

【治法】宜疏肝解郁，理气止痛。

【方药】柴胡疏肝散。

6.瘀血阻滞

【主症】少腹疼痛，痛势较剧，痛如针刺，甚则尿血有块，经久不愈。舌质紫，脉细涩。

【治法】活血化瘀。

【方药】少腹逐瘀汤。

（三）其他疗法

（1）针灸疗法。腹痛取内关穴、支沟穴、中脘穴、关元穴、天枢穴、公孙穴、三阴交穴、阴谷穴；腹中切痛取公孙穴；积痛取气海穴、中脘穴、隐白穴。

（2）推拿疗法。拿肚角穴，揉中脘穴，按揉足三里穴。

（3）常用中成药。中脏虚寒型：桂附理中丸。饮食积型：枳实导滞丸。

十八、便秘

便秘是由于大肠传导失常，导致大便秘结，排便周期延长；或周期不长，但质结，排出艰难；或粪质不硬，虽有便意，但便而不畅的病症。

西医学中的功能性便秘，即属本病范畴。同时，肠易激综合征、肠炎恢复期、直肠及肛门疾病所致便秘、药物性便秘、内分泌及代谢性疾病的便秘，以及肌力减退所致的排便困难等，可参照本单元辨证治疗。

（一）诊断要点

排便次数减少，排便周期延长；或粪质坚硬，便下困难；或排出无力，出而不畅。

兼有腹胀、腹痛、纳呆、头晕、口臭、肛裂、痔疮、排便带血，以及汗出气短、头晕心悸等症。

发病常与外感寒热、饮食失宜、情志不遂、脏腑失调、坐卧少动、年老体弱等因素有关。起病缓慢，多表现为慢性病变过程。

纤维结肠镜等有关检查，常有助于部分便秘的诊断。

应排除其他内科疾病中所出现的便秘症状。

（二）辨证治疗

1.实秘

（1）肠胃积热。

【主症】大便干结，腹胀腹痛，面红身热，口干口臭，心烦不安，小便短赤。舌红苔黄燥，脉滑数。

【治法】泻热导滞，润肠通便。

【方药】麻子仁丸。

（2）气机郁滞。

【主症】大便干结，或不甚干结，欲便不得出，或便而不爽，肠鸣矢气，腹中胀痛，胸胁满闷，嗳气频作，食少纳呆。舌苔薄腻，脉弦。

【治法】顺气导滞，降逆通便。

【方药】六磨汤。

2.虚秘

（1）气虚便秘。

【主症】粪质并不干硬，虽有便意，但临厕努挣乏力，便难排出，汗出气短，便后乏力，面白神疲，肢倦懒言。舌淡苔白，脉弱。

【治法】补气健脾，润肠通便。

【方药】黄芪汤。

（2）血虚便秘。

【主症】大便干结，面色无华，心悸气短，失眠多梦，健忘，口唇色淡。舌淡苔白，脉细。

【治法】养血润燥，滋阴通便。

【方药】润肠丸。

（3）阳虚便秘。

【主症】大便干或不干，排出困难，小便清长，面色苍白，四肢不温，腹中冷痛，得热则减，腰膝冷痛。舌淡苔白，脉沉迟。

【治法】温阳通便。

【方药】济川煎。

（三）其他疗法

（1）针灸疗法。针刺大肠俞、天枢、支沟等穴。

（2）推拿疗法。腹部用一指禅推法、摩法。背部用一指禅推法或滚法、按法、揉法。

（3）常用中成药。肠道湿热型：芩连丸。胃肠积热型：通便灵胶囊。

（4）单方验方。生大黄6g，或番泻叶6g，或元明粉9g，均以开水泡服治热秘证；黑芝麻60g，捣碎，用蜂蜜调食治津枯肠燥之便秘；生首乌20g，煎服，可润肠通便。当归15g，火麻仁15g，用于老年津亏血虚之便秘；白木耳5g，用于阴虚肠燥之老年便秘。

十九、胁痛

胁痛是由肝失于疏泄或肝胆络脉失养所致，以胁肋部一侧或两侧疼痛为主要表现的病症。胁痛既可单独出现，又可伴随多种疾病而出现。

西医学的肋间神经痛、胸膜炎、胆道感染、胆石症和肝脏病等，凡表现以胁痛为主者，均可按本病的辨证论治。

（一）诊断要点

以一侧或两侧胁肋部疼痛为主要表现者，可以诊断为胁痛。胁痛可以表现为刺痛、胀痛、灼痛、隐痛、钝痛等不同特点。

部分患者可伴胸闷、腹胀、嗳气呃逆、急躁易怒、口苦纳呆、厌食恶心等。

常有饮食不节、情志内伤、感受外湿、跌仆闪挫或劳欲久病等病史。

（二）辨证治疗

1.肝气郁结

【主症】胁痛以胀痛为主，疼痛每因情绪波动而增减，胸闷不舒，食减，嗳气觉舒。苔白，脉弦。

【治法】疏肝理气止痛。

【方药】柴胡疏肝散。

2.气滞血瘀

【主症】胁肋刺痛，痛有定处，入夜痛剧，胁下或有痞块。舌质紫黯，脉象沉涩。

【治法】祛瘀通络止痛。

【方药】旋覆花汤。

3.肝胆湿热

【主症】胁痛、口苦、咽干、目赤，胸闷纳呆，恶心呕吐，小便黄赤，或发黄疸，舌苔黄腻，脉弦数。

【治法】清热利湿止痛。

【方药】龙胆泻肝汤。

4.肝阴不足

【主症】胁痛隐隐，悠悠不休，劳则加重，口干，心烦，头晕目昏。舌红少苔，脉细数或虚弱。

【治法】养阴柔肝止痛。

【方药】一贯煎。

（三）其他疗法

（1）针灸疗法。取至阳、肝俞、期门、足三里、太冲、丘墟等穴，每次选3~5穴。肝脾大者加刺脾俞穴、肝俞穴。

（2）外治法。葱白20g，莱菔子15g，共捣烂后加热，外敷贴于痛处。香附30g，盐适量，混合后捣烂，外敷贴于痛处。

（3）常用中成药。肝郁气滞：舒肝丸。肝郁脾虚：加味逍遥丸。肝胆湿热：龙胆泻肝丸。

（4）饮食疗法。生地黄、枸杞子、黑芝麻、山楂、玫瑰花、佛手各适量，煎汤作羹饮。适用于阴虚肝郁之胁痛。山药、茯苓、薏苡仁、杏仁、香橼、橘红各适量，共煮为粥。适用于脾虚肝郁胁痛。

二十、黄疸

黄疸是感受湿热疫毒，肝胆气机受阻，疏泄失常，胆汁外溢所致，以目黄、身黄、尿黄为主要表现的病症。

本症大体相当于西医学中的肝细胞性黄疸、阻塞性黄疸、溶血性黄疸。病毒性肝炎、肝硬化、胆石症、胆囊炎、钩端螺旋体病、某些消化系统肿瘤及出现黄疸的败血症等以黄疸为主要表现者，均可参照本症的辨证治疗。

（一）诊断要点

男女老幼均可患此病，大多突然起病，散发或暴发流行，一年四季均可发病。

目黄、肤黄、小便黄，其中目睛黄染为本病的重要特征。常伴食欲减退、恶心呕吐、胁痛腹胀等症状。常有外感湿热疫毒，内伤酒食不节，或有胁痛等病史。

（二）辨证治疗

1.阳黄

（1）热重于湿。

【主症】初起目白睛发黄，全身迅速发黄，色泽鲜明，壮热口渴，恶心呕吐，纳呆，小便赤黄、短少，大便秘结，胁胀痛而拒按。舌红苔黄腻或黄糙，脉弦数或滑数。

【治法】清热利湿，佐以通腑。

【方药】茵陈蒿汤。

（2）湿重于热。

【主症】身目发黄如橘，无发热或身热不扬，头重身困，嗜卧乏力，胸脘痞闷，纳呆呕恶，厌食油腻，口黏不渴，小便不利。舌苔厚腻微黄，脉濡缓或弦滑。

【治法】除湿化浊，泻热除黄。

【方药】茵陈五苓散。

2.急黄

【主症】发病急骤，黄疸迅速加深，其色如金，高热烦渴，胁痛腹满，神昏谵语，或狂躁抽搐，衄血，或肌肤出现瘀斑。舌质红绛，苔黄而燥，脉弦滑数。

【治法】清热解毒，凉营开窍。

【方药】犀角（水牛角代）散。

3.阴黄

【主症】身目色黄晦暗，或如烟熏，纳呆脘闷，腹胀便溏，口淡不渴，神疲畏寒。舌质淡体胖，苔白腻，脉濡缓或沉细迟。

【治法】健脾和胃，温化寒湿。

【方药】茵陈术附汤。

（三）**其他疗法**

（1）针灸疗法。针刺章门、脾俞、肝俞、劳宫、脊中等穴。若嗜卧、四肢倦怠者，可灸手三里穴。

（2）单方验方。绵茵陈50g，绿豆500g（捣末），大蒜4瓣（去皮），水煎服。用于湿热黄疸。鸡骨草15g，猪瘦肉50g（用淘米水洗去脂肪），煮20min，顿服，每日1次。

（3）外治疗法。擦身法：用生姜、绵茵陈各250g，同捣烂以布包之，经常全身擦之，助黄疸消退，小儿尤宜。熏洗法：地骨皮120g，生姜、绵茵陈各等分。地骨皮煎汤熏洗全身后，用生姜、绵茵陈各等分捣烂用布包好，揉擦全身，每日1~2次。

（4）饮食疗法。茵陈金钱白面散：绵茵陈500g，金钱草400g，白面200g，白糖150g。上药共研细末，与白面、白糖拌匀，每服100g，做成熟食服之，连用至黄疸消退。茵陈麦芽红枣汤：绵茵陈15g，大麦芽20g，红枣10个，白糖少许。上物入锅炖半小时，每日160~200mL，连服可助黄疸消退。

二十一、积聚

积聚是腹内结块，或痛或胀为主症的病症。积者有形，积块固定不移，痛有定处，病多在血分，属于脏病。聚则无形，包块聚散无常，痛无定处，病在气分，是为腑病。因积与聚关系密切，故统称为积聚。

西医学的腹部肿瘤、肝脾肿大、胃扭转、胃肠功能紊乱、不完全性肠梗阻、幽门梗阻、肠套叠、肠扭转、多囊肾及增生型肠结核等疾病，出现类似积聚证候时，皆可参考本症的辨证论治。

（一）诊断要点

1.积

男女老幼均可患病，但以中年以上者居多，且男性患者多于女性。

腹部可扪及大小不等，质地较硬的包块，并有腹胀或压痛。

积块出现之前，相应部位常有疼痛，或兼有恶心、呕吐、腹胀、倦怠乏力、胃纳减退、逐渐消瘦等症状，舌边有瘀斑，脉弦或细。

2.聚

男女老幼均可患病，大多起病较急，与情志变化密切相关。

腹中气聚，攻窜胀痛，时作时止。发作时病变部位有气聚胀满的表现，一般扪及不到包块；缓解时气聚胀满消失，以实证为主者，常反复发作，同时有倦怠乏力、纳差、便溏等症，舌苔厚或白或黄，脉弦滑。

（二）辨证治疗

1.聚证

（1）肝气郁滞。

【主症】腹中气聚，攻窜胀痛，时聚时散，脘胁胀闷不适，病情常随情志变化起伏。苔薄，脉弦。

【治法】疏肝解郁，行气消聚。

【方药】逍遥散。

（2）食滞痰阻。

【主症】腹胀或痛，腹部时有条索状物聚起，按之胀痛更甚，便秘，纳呆。舌苔腻，脉弦滑。

【治法】理气化痰，导滞通便。

【方药】六磨汤。

（3）热结腑实。

【主症】腹痛剧烈，辗转不安，便秘纳呆，发热口渴，舌质红，舌苔黄燥或厚腻，脉弦数。

【治法】清热导滞，理气通腑。

【方药】大承气汤。

2.积证

（1）气滞血阻。

【主症】腹部积块软而不坚，固着不移，胀痛并见。苔薄，脉弦。

【治法】理气活血，消积散瘀。

【方药】金铃子散合失笑散。

（2）瘀血内结。

【主症】腹部积块明显，质地较硬，固定不移，隐痛或刺痛，形体消瘦，纳谷减少，面色晦暗。女子可见月事不下。舌质紫或有瘀斑瘀点，脉细涩。

【治法】祛瘀软坚，兼调脾胃。

【方药】膈下逐瘀汤。

（3）湿热结毒。

【主症】胁下积块，心烦易怒，口干口苦，身黄目黄，胁腹刺痛，恶心纳差，便干尿赤。舌质红绛而暗，舌苔黄腻，脉弦滑或滑数。

【治法】清热燥湿，解毒化瘀。

【方药】龙胆泻肝汤。

（4）正虚瘀结。

【主症】积块坚硬，疼痛逐渐加剧，面色萎黄或黧黑，消瘦脱形，饮食大减。舌质淡紫，舌光无苔，脉细数或弦细。

【治法】补益气血，活血化瘀。

【方药】八珍汤、化积丸。

（三）其他疗法

（1）针灸疗法。选足三里、三阴交、肝俞、胆俞、太冲、期门等穴，有行气活血、络止痛的作用。

（2）外治法。红花膏：用水红花子，每1碗以水3碗，用桑柴文武火煞成膏，用纸摊贴。贴珀膏：大黄、朴硝各30g，研为末，以大蒜同捣膏贴之。阿魏化痞膏：适用于气滞血阻型患者。外用，加温软化，贴于脐上或患处。

（3）单方验方。醋炒三棱、莪术、黑丑、白丑、槟榔、绵茵陈各15g，研细末，醋糊为丸。每次服5g，每日2次。治腹中积块。三棱、莪术各15g；或三白草60g，大蓟、地骨皮30g；或半边莲、半枝莲、薏苡仁各30g，天胡荽60g。均水煎服。可用于右上腹积块。

二十二、鼓胀

鼓胀以腹部胀大如鼓，皮色苍黄，脉络暴露为特征。多因湿热毒邪久羁，情致所伤，饮食不节，血吸虫感染，或黄疸、积聚失治等，使肝、脾、肾功能失调，气、血、水积于腹内而成。

根据本病的临床表现，类似西医学所指的肝硬化腹水，包括病毒性肝炎、血吸虫病、胆源性或营养不良性等导致的肝硬化腹水，至于其他疾病如结核性腹膜炎、丝虫病、晚期恶性肿瘤、肾病综合征等出现的腹水，符合鼓胀特征者，可参照本症的辨证论治。

（一）诊断要点

初起脘腹作胀，食后尤甚，继而腹部胀大如鼓，重者腹壁青筋显露，脐孔突起。

常伴乏力、纳差、尿少及齿衄、鼻衄、皮肤紫斑等出血现象，可见面色萎黄、黄疸、手掌殷红、面颈胸部红丝赤缕、血痣及蟹爪纹。

本病常有酒食不节、情志内伤、虫毒感染或黄疸、胁痛、积聚等病史。

（二）辨证论治

1.气滞湿阻

【主症】腹胀按之不坚，胁下胀满或疼痛，饮食减少，食后胀甚，得嗳气、矢气稍减，小便短少。舌苔薄白腻，脉弦。

【治法】疏肝理气，祛湿散满。

【方药】柴胡疏肝散或胃苓汤。

2.寒湿困脾

【主症】腹大胀满、按之如囊裹水，甚则颜面微浮，下肢浮肿，脘腹痞胀，得热则舒，精神困倦，怯寒懒动，小便少，大便溏，舌苔白腻，脉缓。

【治法】温中健脾，行气利水。

【方药】实脾饮。

3.湿热蕴结

【主症】腹大坚满，脘腹撑急，烦热口苦，渴不欲饮，小便赤涩，大便溏垢或秘结。舌边尖红，苔黄腻，脉弦数。

【治法】清热利湿，攻下逐水。

【方药】中满分消丸。

4.肝脾血瘀

【主症】腹大坚满，脉络怒张，胁腹刺痛，面色暗黑，面颈胸臂有血痣，呈丝纹状，手掌赤痕，唇色紫黯，口渴，饮水不能下，大便色黑。舌质紫黯有瘀斑，脉细涩。

【治法】活血化瘀，行气利水。

【方药】调营饮。

5.脾肾阳虚

【主症】腹大胀满不舒，早宽暮急，面色苍黄或苍白，脘闷纳呆，神倦怯寒，肢冷或下肢浮肿，小便短少不利。舌质淡紫而胖，脉沉弱。

【治法】温补脾肾，化气行水。

【方药】附子理中丸合五苓散、济生肾气丸。偏脾阳虚者，用附子理中丸合五苓散。偏于肾阳虚者，济生肾气丸或与附子理中丸交替服用。

6.肝肾阴虚

【主症】腹大坚满，或见青筋暴露，面色晦滞，唇紫，口燥，心烦，失眠，牙龈出血，小便短少，舌质红绛少津，弦细数。

【治法】滋养肝肾，凉血化瘀。

【方药】六味地黄丸或煎合膈下逐瘀汤。

7.鼓胀出血

【主症】轻者齿鼻出血，重者病势突变，大量吐血或便血。症见腹部胀满，胃脘不适，吐血鲜红或大便油黑，舌红苔黄，脉弦数。

【治法】清胃泻火，化瘀止血。

【方药】泻心汤合十灰散。

8.鼓胀神昏

【主症】神志昏迷为鼓胀晚期恶候。症见高热烦躁，怒目狂叫，口臭便秘，溲赤尿少，舌红，苔黄，脉弦数。

【治法】清心开窍。

【方药】安宫牛黄丸、紫雪丹、至宝丹。或用醒脑静注射液静脉滴注。

（三）其他疗法

（1）针灸疗法、体针。取穴肝俞、脾俞、大肠俞、足三里、阴陵泉、支沟、太冲、气海、血海，根据病情交替选用3~4穴。耳针：肝、脾、肾、交感。

（2）常用中成药。热毒蒙窍：安宫牛黄丸。瘀血伤络：云南白药。

（3）单方验方。黄芪、白术各30~60g，黑大豆、茅根各30g，煎汤口服，每日1剂，早晚分服。用于肝硬化腹水较重，中气不足，脾胃虚弱，白球比倒置者。穿山甲（已禁用）、鳖甲、黑大豆、陈葫芦、冬笋各适量，煎汤服，每日3次。用于白蛋白减少、白球比倒置、腹水明显者。

（4）饮食疗法。鲤鱼赤小豆汤：鲤鱼500g（去鳞、鳃及内脏），赤小豆60g，煮汤至肉烂为度，纱布过滤去渣后服用，每日1次，每次服250mL，连用2~3周。用于肝硬化腹水。核桃山药粥：核桃肉30g，桑椹20g，山药30g，小米50g，大米50g，煮粥服数日。适用于肝硬化脾肾俱虚之形瘦、纳差、脘腹满、大便溏薄等症。

二十三、水肿

水肿是指体内水液潴留，泛溢肌肤，引起眼睑、头面、四肢、腹背甚至全身浮肿的一种病症。严重者可伴有胸水、腹水。

包括西医学中急慢性肾小球肾炎、肾病综合征、充血性心力衰竭、内分泌失调及营养障碍等疾病。

（一）诊断要点

水肿先从眼睑或下肢开始，继及四肢全身。轻者仅眼睑或足胫浮肿，重者全身皆肿，甚则腹大胀满，气喘不能平卧。更严重者可见尿闭，恶心呕吐，口中秽味，鼻衄牙宣，甚至出现头痛、抽搐、神昏、谵语等危象。

尿常规、24h尿蛋白定量、血常规、血沉、血浆白蛋白、血尿素氮、肌酐、体液免疫及心电图、心脏超声、肾超声等检查，有助于明确诊断。

（二）辨证论治

1.阳水

（1）风水泛滥。

【主症】眼睑浮肿，继则四肢及全身皆肿，尿少，多伴有恶寒、发热、咳嗽、肢节酸楚等。偏于风寒者，舌质淡，苔薄白，脉浮紧或浮滑；偏于风热者，伴咽痛，脉浮滑数；如水肿较甚则多见脉沉。

【治法】散风宣肺行水。

【方药】越婢加术汤。风寒偏盛，重用麻黄，去石膏加苏叶、桂枝、防风；风热偏盛，重用石膏加金银花、连翘、桔梗、板蓝根、白茅根。

（2）湿毒浸淫。

【主症】眼睑浮肿，延及全身，皮肤光亮，尿少色赤，身发疮痍，甚则溃烂，恶风发热。舌质红，苔薄黄，脉浮数或滑数。

【治法】宣肺解毒，利湿消肿。

【方药】麻黄连翘赤小豆汤合五味消毒饮加减。

（3）水湿浸渍。

【主症】遍身浮肿，按之没指，尿少，身体困重，胸闷，纳呆泛恶。苔白腻，脉沉数。

【治法】通阳利水，健脾化湿。

（4）湿热壅盛。

【主症】遍身浮肿，皮肤紧而润泽光亮，烦热口渴，胸脘痞满，大便干结，小便短赤。舌红苔黄腻，脉沉数。

【治法】分利湿热。

【方药】疏凿饮子。

2.阴水

（1）脾阳不运。

【主症】水肿，腰以下为甚，按之凹陷不易恢复，纳差腹胀，面色无华，神疲肢冷，大便溏薄，小便少。舌质淡，苔白腻或白滑，脉沉弦或沉弱。

【治法】温运脾阳，以利水湿。

【方药】实脾饮。

（2）肾阳衰微。

【主症】水肿，腰以下为甚，按之凹陷不起，尿少，伴腰膝酸软，畏寒怕冷，四肢不温，心慌气短，面色白。舌质淡胖边有齿痕，苔白，脉沉细或沉迟无力。

【治法】温肾助阳，化气利水。

【方药】济生肾气汤合真武汤。

（三）其他疗法

（1）针灸疗法。取穴：肺俞、风门、脾俞、肾俞、三焦俞、水分，脘痞加中脘穴，便溏配关元穴。

（2）推拿疗法。按揉风府穴、风池穴、肺俞穴，点按脾俞穴、胃俞穴、三焦俞穴、肾俞穴或点按关元穴、气海穴、三阴交穴、水道穴。

（3）常用中成药。风水泛滥：银翘片。湿毒浸淫：黄连解毒丸。水湿浸渍：五苓散。湿热壅盛：八正合剂。脾阳不运：附子理中丸。肾阳衰微：济生肾气丸。

二十四、淋证

淋证是因肾、膀胱气化失司，水道不利而致的以小便频数短涩、淋沥刺痛、小腹拘急、痛引腰腹为主要临床表现的一类病症。根据临床情况，淋证分为热淋、石淋、气淋、血淋、膏淋、劳淋六种。讨论范围包括西医学的尿路感染、尿路结石、尿路肿瘤及乳糜尿等。

（一）诊断要点

小便频数、淋沥涩痛、小腹拘急、痛引腰腹为各种淋证的共同表现，但尚需根据各种淋证的不同临床特征，确定淋证类型。

此病多见于已婚女性，每因疲劳、情志变化、房事不洁而诱发。

病久或反复发作后，常伴有低热、腰痛、小腹坠胀、疲劳等。

结合有关检查，如尿常规、尿细菌培养、腹部X线片、肾盂造影、B超、膀胱镜可明确诊断。

（二）辨证治疗

1.热淋

【主症】小便频急短涩，灼热刺痛，溺色黄赤，少腹拘急胀痛，或有腰痛拒按，或有恶寒发热、口苦、呕恶，或有大便秘结。苔黄腻，脉滑数。

【治法】清热利湿通淋。

【方药】八正散。

2.石淋

【主症】小便艰涩，尿中时夹砂石，或排尿时突然中断，尿道窘迫疼痛，少腹拘急，或腰腹绞痛难忍，尿中带血。舌红，苔薄黄，脉弦或带数。

【治法】清热利湿，通淋排石。

【方药】石苇散。

3.气淋

（1）实证。

【主症】郁怒之后，小便涩滞，淋沥不畅，少腹胀满疼痛。苔薄白，脉沉弦。

【治法】利气疏导。

【方药】沉香散加味。

（2）虚证。

【主症】少腹坠胀而滞涩不甚，尿有余沥，面色苍白。舌质淡，脉虚细无力。

【治法】补中益气。

【方药】补中益气汤加味。

4.血淋

（1）实证。

【主症】小便热涩刺痛，尿色赤红，或夹有血块，疼痛满急加，舌尖红，苔黄，脉滑数。

【治法】清热通淋，凉血止血。

【方药】小蓟饮子合导赤散。

（2）虚证。

【主症】尿色淡红，尿痛涩滞不著，腰膝酸软，五心烦热，舌红少苔，脉细数。

【治法】滋阴清热，补虚止血。

【方药】知柏地黄丸。

5.膏淋

（1）实证。

【主症】小便混浊，乳白或如米泔水，上有浮油，或伴有絮状凝块物，或混有血块，尿道热涩疼痛，口干。舌质红，苔黄腻，脉濡数。

【治法】清热利湿，分清泄浊。

【方药】程氏萆薢分清饮加减。

（2）虚证。

【主症】病久反复发作，淋出如脂，涩痛反而减轻，但形体日渐消瘦，头昏无力，腰膝酸软。舌淡，苔腻，脉细弱无力。

【治法】补虚固涩。

【方药】膏淋汤。

6.劳淋

【主症】小便淋沥不畅，涩痛不甚，时作时止，病程缠绵，遇劳即发，腰膝酸软，神疲乏力。舌质淡，脉细弱。

【治法】健脾益肾。

【方药】无比山药丸。

（三）其他疗法

（1）针灸疗法。取穴膀胱俞、中极、阴陵泉、行间、太溪，针用泻法，或补泻兼施。

（2）推拿疗法。一指禅推拿中脘穴、气海穴、水道穴，拇指按揉三焦俞穴、膀胱俞穴、阴陵泉穴、太渊穴，指摩少腹穴。

（3）常用中成药。热淋及石淋：八正合剂，三金片。气淋实证：加味逍遥丸，虚证：补中益气丸、人参归脾丸。血淋：云南白药，血淋实证：导赤散；血淋虚证：知柏地黄丸。膏淋实证：分清五淋丸。膏淋虚证：金锁固精丸。劳淋：补中益气丸、知柏地黄丸、金匮肾气丸。

二十五、癃闭

癃闭是以小便量少，点滴而出，甚则小便闭塞不通为主症的一种病症。其中以小便不畅，点滴而短少，病势较缓者称为癃；小便闭塞，点滴不通，病势较急者称为闭。两者都是指排尿困难，只是程度不同，故临床上合称癃闭。

根据本病的临床表现，包括西医学中各种原因引起的尿潴留及无尿症，如神经性尿闭、膀胱括约肌痉挛、尿道结石、尿路肿瘤、前列腺增生等病及肾功能不全引起的少尿、无尿症。

（一）诊断要点

起病急骤或逐渐加重，主症为小便不利，点滴不畅，甚或小便闭塞，尿道无涩痛，每日尿量明显减少。

凡小腹胀满，触扣小腹部可发现膀胱明显膨隆等水蓄膀胱证候，是为尿潴留；若小便量少或不通，触扣膀胱内无尿液，甚或伴有水肿、头晕、喘促等，则多属肾元衰竭证候。

多见于老年男性，或产后妇女及腹部手术后患者，或患有水肿、淋证、消渴等病，迁延日久不愈之患者。

结合有关检查，如肛门指诊、B超、腹部X线片、膀胱镜、肾功能检查等以确定癃闭的原因。

（二）辨证治疗

1.膀胱湿热

【主症】小便量极少而短赤灼热，或点滴不通，小腹胀满，口苦口黏，或口渴不欲饮，或大便不畅。舌质红苔黄腻，脉数。

【治法】清利湿热，通利小便。

【方药】八正散加减。

2.肺热壅盛

【主症】小便不畅或点滴不通，呼吸急促，烦渴欲饮，咽干，或有咳嗽。舌红苔薄黄，脉数。

【治法】清泄肺热，通利水道。

【方药】清肺饮加减。

3.肝郁气滞

【主症】情志抑郁，或多烦善怒，小便不通或通而不爽，胁肋胀满。舌红苔薄黄，脉弦。

【治法】疏调气机，通利小便。

【方药】沉香散加减。

4.瘀浊阻塞

【主症】小便点滴而下，或尿如细线，甚则阻塞不通，小腹胀满疼痛。舌紫黯，或有瘀点，脉涩。

【治法】行瘀散结，通利水道。

【方药】代抵当丸加减。

5.脾气不升

【主症】小腹坠胀，时欲小便而不得出，或量少而不畅，神疲乏力，食欲不振，气短而语声低微。舌淡苔薄，脉细弱。

【治法】升清降浊，化气利水。

【方药】补中益气汤合春泽汤加减。

6.肾阴亏耗

【主症】小便滴沥不畅，或时欲小便而不得，咽干心烦，手足心热。舌质光红，脉细数。

【治法】滋补肾阴。

【方药】六味地黄丸合猪苓汤。

7.肾阳衰惫

【主症】小便不通或点滴不爽，排出无力，面色苍白，神气怯弱，畏寒肢冷，腰膝冷而酸软无力。舌淡胖，苔薄白，脉沉细而尺弱。

【治法】温补肾阳，化气行水。

【方药】济生肾气丸加减。

（三）其他疗法

（1）针灸疗法。针刺足三里、中极、三阴交、阴陵泉等穴，反复捻转提插，强刺激。体虚者可灸关元穴、气海穴。

（2）推拿疗法。基本手法：拇指按揉中极穴、气海穴、关元穴、髀关穴、五里穴，同时顺时针方向按摩小腹。

（3）常用中成药。膀胱湿热：癃清片。肝郁气滞：柴胡舒肝丸。瘀浊阻塞：血府逐瘀胶囊。脾气不升：补中益气丸。肾阴亏耗：六味地黄丸。肾阳衰惫：金匮肾气丸。

（4）流水诱导法。让患者听到流水的声音，诱发尿意，使其随之解出小便。适用于神经官能症引起的尿闭。

二十六、遗精

遗精是指不因性生活而精液自行遗泄的病症。其中因梦而遗者称"梦遗"，无梦而遗，甚至清醒时精自滑出者谓之"滑精"。

包括西医学中的神经衰弱，前列腺炎，精囊炎，或包皮过长、包茎等疾患造成以遗精为主要症状者。

（一）诊断要点

男子梦中遗精，每周超过2次；或清醒时，不因性生活而排泄精液者。

常伴有头昏、精神萎靡、腰腿酸软、失眠等症。

本病常有恣情纵欲，情志内伤，久嗜醇酒厚味等病史。

直肠指诊、前列腺B超及精液常规等检查可协助诊断。

（二）辨证治疗

1.君相火旺

【主症】少寐多梦，梦则遗精，阳事易举，心中烦热，头晕目眩，口苦胁痛，小溲短赤。舌红苔薄黄，脉弦数。

【治法】清心安神，滋阴清热。

【方药】黄连清心饮合三才封髓丹加减。

2.湿热下注

【主症】遗精时作，小溲热赤浑浊，或滞涩不畅，口苦而腻，心烦少寐，口舌生疮，或见大便溏臭不爽，或见脘腹痞闷，恶心。舌质红，苔黄腻，脉濡数。

【治法】清热利湿。

【方药】程氏萆薢分清饮加减。

3.劳伤心脾

【主症】劳心过度则遗精，伴失眠健忘，心悸不宁，面色萎黄，神疲乏力，纳差便溏。舌淡苔薄，脉弱。

【治法】调补心脾，益气摄精。

【方药】妙香散加减。

4.肾虚不固

【主症】梦遗频作，甚至滑精，腰膝酸软，咽干，心烦，眩晕耳鸣，健忘失眠，低热颧赤，形瘦，盗汗，舌红少苔，脉细数。或久遗滑精，形寒肢冷，阳痿早泄，精冷，夜尿多，溲色清白，舌淡嫩有齿痕，苔白滑，脉沉细。

【治法】补益肾精，固涩止遗。

【方药】肾阴不足者用六味地黄丸或左归饮。阴虚及阳，阴阳两虚，当用右归丸；肾虚不藏，精关不固，可合用金锁固精丸。

（三）其他疗法

（1）针灸疗法。取穴：关元、心俞、神门、太冲、肾俞。手法：提插法，心俞穴、神门穴、太冲穴以泻法为主，不宜留针；肾俞穴、关元穴以补法为辅。

（2）推拿疗法。取涌泉穴、肾俞穴。夜睡前端坐，用手按摩2次，按摩后，伸一足而侧卧，精液自固。

（3）常用中成药。君相火旺：知柏地黄丸。湿热下注：龙胆泻肝丸。劳伤心脾：补中益气丸。肾虚不固：金锁固精丸，偏肾阴虚加六味地黄丸；偏肾阳虚加金匮肾气丸。

二十七、阳痿

阳痿是指男子青壮年时期，由于虚损、惊恐、湿热等原因，造成宗筋失养而弛纵，阴茎痿软不举，或举而不坚，或坚而不久，无法进行正常性生活的一种病症。

包括西医学中的性神经衰弱和某些慢性疾病，表现以阳痿为主者。

（一）诊断要点

成年男子性交时，阴茎痿而不举，或举而不坚，或坚而不久，无法进行正常性生活。但须排除阴茎发育不良引起的性交不能。

常有神疲乏力，腰酸膝软，畏寒肢冷，夜寐不安，精神苦闷，胆怯多疑，或小便不畅，滴沥不尽等症。

常有房劳过度，手淫频繁，久病体弱，或有消渴、惊悸、郁证等病史。

（二）辨证治疗

1.命门火衰

【主症】阳事不举，或举而不坚，精薄清冷，神疲倦怠，畏寒肢冷，面色苍白，头晕耳鸣，腰膝酸软，夜尿清长。舌淡胖，苔薄白，脉沉细。

【治法】温肾壮阳。

【方药】赞育丹加减。

2.心脾亏虚

【主症】阳痿不举，心悸健忘，失眠多梦，神疲乏力，面色萎黄，食少纳呆，腹胀便溏。舌淡苔薄白，脉细弱。

【治法】补益心脾。

【方药】归脾汤加减。

3.肝郁不舒

【主症】阳事不起，或起而不坚，心情抑郁，胸胁胀痛，脘闷不适，食少便溏。苔薄白，脉弦。

【治法】疏肝解郁。

【方药】逍遥散加减。

4.惊恐伤肾

【主症】阳痿不振，心悸易惊，胆怯多疑，夜多噩梦，常有被惊吓史。苔薄白，脉弦细。

【治法】益肾宁神。

【方药】启阳娱心丹加减。

5.湿热下注

【主症】阴茎痿软，阴囊潮湿，瘙痒腥臭，睾丸坠胀作痛，小便赤涩灼痛，胁胀腹闷，肢体困倦，泛恶口苦。舌红苔黄腻，脉滑数。

【治法】清利湿热。

【方药】龙胆泻肝汤加减。

（三）其他疗法

（1）针灸疗法。主穴：会阴、长强、曲骨。配穴：三阴交、然谷、曲泉。每次用艾条雀啄灸会阴穴49次。

（2）推拿疗法。以一手之小鱼际揉关元穴，顺时针、逆时针方向各16次。两手掌互擦至热，趁热来回横擦关元穴各16次。以上每晚做1次，10次为1个疗程。

（3）常用中成药。命门火衰：安坤赞育丸，五子衍宗丸。心脾亏虚：人参归脾丸。肝郁不舒：加味逍遥丸。湿热下注：龙胆泻肝丸。

二十八、郁病

郁病是由于情志不舒、气机郁滞所引起的一类病症。其主要临床表现为心情抑郁、情绪不宁、胸部满闷、胁肋胀痛，或易怒易哭，或咽中如有异物梗塞、失眠等各种复杂症状。

包括西医学的神经衰弱、癔病、更年期综合征、反应性精神病、焦虑症等。

（一）诊断要点

以忧郁不畅，情绪不宁，胸胁胀满疼痛，或易怒易哭（为"脏躁"症状），或咽中如有炙脔（为"梅核气"症状）为主证。多发于青中年女性。

大多数患者有忧愁、焦虑、悲哀、恐惧、愤懑等情志内伤的病史。并且郁病病情的反复常与情志因素密切相关。

各系统检查和实验室检查正常，排除外器质性疾病。

（二）辨证治疗

1.实证

（1）肝气郁结。

【主症】精神抑郁，情绪不宁，胸部满闷，胁肋胀痛，痛无定处，善太息，脘闷嗳气，不思饮食，大便不调。苔薄腻，脉弦。

【治法】疏肝解郁，理气畅中。

【方药】柴胡疏肝散。

（2）气郁化火。

【主症】性情急躁易怒，胸胁胀满，口苦而干，或头痛、目赤、耳鸣，或嘈杂吞酸，大便秘结。舌质红，苔黄，脉弦数。

【治法】疏肝解郁，清肝泻火。

【方药】丹栀逍遥散加减。

（3）血行郁滞。

【主症】精神抑郁，性情急躁，头痛，失眠，健忘，或胸胁疼痛，或身体某部有发冷或发热感。舌质紫黯，或有瘀点、瘀斑，脉弦或涩。

【治法】活血化瘀，理气解郁。

【方药】血府逐瘀汤加减。

(4) 痰气郁结。

【主症】精神抑郁，胸部闷塞，胁肋胀满，咽中如有物梗塞，吞之不下，咳之不出。苔白腻，脉弦滑。本症亦称为"梅核气"。

【治法】行气开郁，化痰散结。

【方药】半夏厚朴汤加香附、佛手。

2.虚证

(1) 心神惑乱。

【主症】精神恍惚，心神不宁，多疑易惊，悲忧善哭，喜怒无常，或时时欠伸，或出现手舞足蹈，骂詈喊叫等多种症状。舌质淡，脉弦。

【治法】甘润缓急，养心安神。

【方药】甘麦大枣汤。

(2) 心脾两虚。

【主症】多思善疑，头晕神疲，心悸胆怯，失眠，健忘，纳差，面色不华。舌质淡，苔薄白，脉细。

【治法】健脾养心，补益气血。

【方药】归脾汤加减。

(3) 心阴亏虚。

【主症】情绪不宁，心悸，健忘，失眠，多梦，五心烦热，盗汗，口咽干燥。舌红少津，脉细数。

【治法】滋阴养血，补心安神。

【方药】天王补心丹加减。

(4) 肝阴亏虚。

【主症】情绪不宁，急躁易怒，眩晕，耳鸣，目干畏光，视物不明，或头痛且胀，面红目赤。舌干红，脉弦细或数。

【治法】滋养阴精，补益肝肾。

【方药】滋水清肝饮加减。

（三）其他疗法

（1）针灸疗法。取穴：人中、内关、神门、丰隆、涌泉，随症佐以配穴，毫针刺，用平补平泻法或泻法。

（2）推拿疗法。取穴：百会、身柱、中脘、气海、心俞、肝俞、脾俞、肾俞、足三里，采用推法、按法（包括点法、压法）。

二十九、血证

血证是指由多种原因引起火热熏灼或气虚不摄，使血液不循常道而致的一类出血性疾病。其临床表现为血液或上溢于口鼻诸窍，或下泄于前后二阴，或渗出于肌肤，需排除生理性的出血性疾患。

此次讨论的范围，包括西医学中多种急、慢性疾病引起的出血，如某些系统（呼吸、消化、泌尿等系统）疾病的出血症状，血液病引起的出血及其他出血性疾病引起的皮肤、黏膜和内脏出血等。

（一）诊断要点

血证具有明显的证候特征，即表现为血液从口、鼻，或从尿道、肛门，或从肌肤外溢。

行常规检查红细胞、血红蛋白、白细胞计数及分类、血小板计数等，必要时尚需进行骨髓穿刺，以协助诊断。

应根据出血部位迅速做出诊断和鉴别诊断。

鼻衄、外伤鼻衄与倒经：外伤鼻衄有碰伤、挖鼻等导致血管损伤在先，出血多在损伤的一侧，且经局部止血治疗不再出血，没有全身症状。倒经又叫逆经、经行衄血，其发生与月经周期有密切关系，多于经行前期或经期出现。

齿衄与舌衄：齿衄为血从牙龈齿缝中出者，又称牙宣。舌衄为血出自舌面，舌面上常有如针眼样出血点。

咳血与吐血：咳血是血由肺、气道而来，经咳嗽而出，或觉喉痒胸闷，一咳即出，血色鲜红，或夹泡沫痰血相兼，痰中带血。多有慢性咳嗽、痰喘、肺痨等病史。吐血是血自胃而来，经呕吐而出，血色紫黯，常夹有食物残渣，吐血之前多有胃脘不适或胃痛、恶心等症状，吐血之后无痰中带血，而大便多呈黑色。

便血、痢疾与痔疮：便血大便色鲜红、暗红或紫黯，甚至黑如柏油样，次数增多。有胃肠或肝病病史。痢疾也有便血，但为脓血相兼，且初起有发热、恶寒等症，伴有腹痛、里急后重、肛门灼热等症。痔疮为便时或便后出血，常伴有肛门异物感或疼痛，做肛门直肠检查时，可发现内痔或外痔。

尿血与淋证：小便中混有血液或夹有血丝，排尿时无疼痛者为尿血。排尿时疼痛（滴沥刺痛）者为血淋。

紫斑、出疹、温病发斑与丹毒：肌肤出现青紫斑点，小如针尖，大者融合成片，压之不褪色为紫斑。紫斑好发于四肢，尤以下肢为甚，常反复发作，重者可伴有鼻衄，齿衄，尿血、便血及崩漏。出疹的疹点高出于皮肤，压之褪色，摸之碍手。温病发斑发病急骤，常伴有高热烦躁、头痛如劈、昏狂谵语、四肢抽搐、鼻衄、尿血、舌质红绛等，病情险恶多变。丹毒以皮肤色红如红丹得名，轻者压之褪色，重者压之不褪色，其局部皮肤灼热肿痛。

（二）辨证治疗

1.鼻衄

（1）热邪犯肺。

【主症】鼻燥衄血，其色鲜红，口燥咽干，或有身热，咳嗽少痰等症。舌质红，舌苔薄黄，脉数。

【治法】清泄肺热，凉血止血。

【方药】桑菊饮加减。

（2）胃热炽盛。

【主症】鼻衄，或兼齿衄，血色鲜红，口渴欲饮，口干臭秽，烦躁，便秘。舌红苔黄，脉数。

【治法】清胃泻火，凉血止血。

【方药】玉女煎加减。

（3）肝火上炎。

【主症】鼻衄，头痛目眩，烦躁易怒，两目红赤，目眵多，口苦。舌红，脉弦数。

【治法】清肝泻火，凉血止血。

【方药】龙胆泻肝汤加减。

（4）气血亏虚。

【主症】鼻衄，或兼齿衄，肌衄，面白，精神倦怠，头晕心悸，夜寐不宁。舌淡、脉细弱。

【治法】补气摄血。

【方药】归脾汤加减。

2.齿衄

（1）胃火炽盛。

【主症】齿衄血色鲜红，伴齿龈红肿疼痛，头痛口臭。舌红苔黄，脉洪数。

【治法】清胃泻火，凉血止血。

【方药】加味清胃散合泻心汤加减。

（2）阴虚火旺。

【主症】齿衄血色淡红，可因受热及烦劳而诱发，腰酸，齿摇不坚。舌红苔少，脉细数。

【治法】滋阴降火，凉血止血。

【方药】滋水清肝饮合茜根散加减。

3.咳血

（1）燥热伤肺。

【主症】喉痒咳嗽，痰中带血，口干鼻燥，或有身热。舌红少津，苔薄黄，脉数。

【治法】清热润肺，宁络止血。

【方药】桑杏汤加味。

（2）肝火犯肺。

【主症】咳痰带血或纯血鲜红，胸胁胀痛，烦躁易怒，口苦。舌红苔薄黄，脉弦数。

【治法】清肝泻肺，凉血止血。

【方药】泻白散合黛蛤散加减。

（3）阴虚肺热。

【主症】咳嗽少痰带血，血色鲜红，口干咽燥，潮热盗汗。舌红少苔，脉细数。

【治法】养阴清肺，凉血止血。

【方药】百合固金汤加减。

4.吐血

（1）胃热壅盛。

【主症】吐血色红或紫黯，混有食物残渣，伴胃脘胀闷或灼痛，或大便黑，口臭。舌红苔黄腻，脉滑数。

【治法】清胃泻火，化瘀止血。

【方药】泻心汤合十灰散加减。

（2）肝火犯胃。

【主症】吐血色红或紫黯，伴口苦胁痛，心烦易怒，失眠多梦。舌质红绛，脉弦数。

【治法】泻肝清胃，凉血止血。

【方药】龙胆泻肝汤。

（3）气虚不摄。

【主症】吐血缠绵不止，血色暗淡，心悸气短，面色无华，神疲乏力。舌质淡，脉细弱。

【治法】益气摄血。

【方药】归脾汤加味。

5.便血

（1）肠道湿热。

【主症】便血鲜红，大便不畅或溏，或有腹痛，口苦。舌质红，苔黄腻，脉濡数。

【治法】清化湿热，凉血止血。

【方药】地榆散或槐角丸加减。

（2）气虚不摄。

【主症】大便下血伴食少体倦，面色不华，头晕心悸。舌淡脉弱。

【治法】益气摄血。

【方药】归脾汤加减。

（3）脾胃虚寒。

【主症】便血紫黯，甚则黑色，腹部隐痛，喜热饮，面色不华，神倦懒言，便溏。舌质淡，脉细。

【治法】健脾温中，养血止血。

【方药】黄土汤加减。

6.尿血

（1）下焦湿热。

【主症】尿血鲜红或镜下血尿，伴尿道灼热，心烦口渴，面赤口疮，夜寐不安。舌红，脉数。

【治法】清热泻火，凉血止血。

【方药】小蓟饮子加减。

（2）肾虚火旺。

【主症】尿血或镜检血尿，伴头晕腰酸，颧红潮热。舌红少苔，脉细数。

【治法】滋阴降火，凉血止血。

【方药】知柏地黄汤加减。

（3）脾不统血。

【主症】久病尿血，甚或兼见齿衄、肌衄，食少，体倦乏力，气短声低，面色不华。舌质淡，脉细弱。

【治法】补脾摄血。

【方药】归脾汤加减。

（4）肾气不固。

【主症】久病尿血，血色淡红，头晕耳鸣，精神困惫，腰脊酸痛。舌质淡，脉沉弱。

【治法】补益肾气，固摄止血。

【方药】无比山药丸加减。

7.紫斑

（1）血热妄行。

【主症】皮肤紫斑，或伴鼻衄、齿衄、便血、尿血，或有发热口渴，便秘。舌红，苔黄，脉弦数。

【治法】清热解毒，凉血。

【方药】犀角地黄汤加减。

（2）阴虚火旺。

【主症】皮肤紫斑，伴鼻衄、齿衄、颧红、心烦口渴，手足心热，或潮热盗汗，或有月经过多。舌质红绛，舌苔少，脉细数。

【治法】滋阴降火，宁络止血。

【方药】茜根散加减。

（3）气不摄血。

【主症】紫斑经久不愈，伴神倦乏力，头晕目眩，面色苍白或萎黄，纳差。舌淡，脉弱。

【治法】益气摄血。

【方药】归脾汤加减。

（三）其他疗法（针灸治疗）

咳血：取穴鱼际、尺泽。鱼际穴用泻法，尺泽穴用补法，还可配合灸涌泉穴。

吐血：取穴梁丘、曲池、中脘、足三里，泻法。

便血：取穴大肠俞、长强、关元、足三里、三阴交。

尿血：取穴阴陵泉、中极、血海、太溪、肾俞，平补平泻法1次。

三十、消渴

消渴是以多尿、多饮、多食、乏力、消瘦，或尿有甜味为主要临床表现的病症。

包括西医学中的糖尿病及尿崩症等出现类似症状者。

（一）诊断要点

口渴多饮、多食易饥，尿频量多、形体消瘦或尿有甜味等具有特征性的临床症状，是诊断消渴病的主要依据。

初起"三多"症状有时不显著，病久常并发眩晕、肺痨、胸痹心痛、中风、雀目、疮痈等病症。由于本病的发生与禀赋不足有较为密切的关系，故消渴病的家族史可供诊断参考。

检查空腹和餐后2h血糖及尿糖，有助于确定诊断。

（二）辨证治疗

1.上消（肺热津伤）

【主症】烦渴多饮，口干舌燥，尿频量多，舌边尖红。苔薄黄，脉洪数。

【治法】清热润肺，生津止渴，

【方药】消渴方加减。

2.中消（胃热炽盛）

【主症】多食易饥，口渴，尿多，形体消瘦，大便干燥。苔黄，脉滑实有力。

【治法】清胃泻火，养阴增液。

【方药】玉女煎。

3.下消（肾阴亏虚）

【主症】尿频量多，混浊如脂膏，或尿甜，腰膝酸软，乏力，头晕耳鸣，口干唇燥，皮肤干燥，瘙痒。舌红苔少，脉细数。

【方药】六味地黄丸。

4.阴阳两虚

【主症】小便频数，混浊如膏，甚至饮一溲一，面容憔悴，耳轮干枯，腰膝酸软，四肢欠温，畏寒肢冷，阳痿或月经不调。舌苔淡白而干，脉沉细无力。

【治法】温阳滋阴，补肾固摄。

【方药】金匮肾气丸。

（三）其他治疗

（1）针灸疗法。

上消：尺泽穴、鱼际穴、少商穴、肺俞穴、膈俞穴、胃管下俞穴、廉泉、照海。每次选3～5穴，泻法，每日或隔日1次。

中消：阳池穴、腕骨穴、中渚穴、脾俞穴、胃俞穴、三焦俞穴、中脘穴、天枢穴、三阴交穴、内庭穴。每次选3～5穴，泻法，每日或隔日1次。

下消：肾俞穴、腰俞穴、气海穴、关元穴、三阴交穴、太溪穴、复溜穴、涌泉穴、然谷穴。每次选3～5穴，平补平泻法，每日或隔日1次。

（2）推拿疗法。三消选穴同针灸疗法，对选取部分穴位进行按、点、推、拿、叩、震颤，每次15～30min，每日1～2次。

三十一、内伤发热

内伤发热是指以内伤为病因，脏腑功能失调，气、血、水、湿郁遏或气、血、阴、阳亏虚为基本病机，以发热为主要临床表现的病症。一般起病较缓，病程较长。临床上多表现为低热，但有时可以是高热。凡是不因感受外邪所导致的发热，均属内伤发热的范畴。另外，虽然体温正常，但自觉发热或五心烦热者，也属内伤发热的范畴。

讨论的范围包括西医学的功能性低热、肿瘤、血液病、结缔组织疾病、内分泌疾病，以及部分慢性感染性疾病所引起的发热和某些原因不明的发热等。

（一）诊断要点

内伤发热起病缓慢，病程较长，多为低热，或自觉发热，不恶寒，或虽有怯冷，但得衣被则温。常兼见头晕、神疲、自汗、盗汗、脉弱等症。

一般有气、血、水壅遏或气、血、阴、阳亏虚的病史，或有反复发热的病史。

必要时可做相关的实验室检查，以进一步协助诊断。

（二）辨证治疗

1.肝郁发热

【主症】发热多为低热或潮热，热势随情绪波动而起伏，平素性情急躁易怒，精神抑郁，胸胁胀闷，多为低热或潮热，热势随情绪波动而起伏，平素性情急躁易怒，精神抑郁，胸胁胀闷，口干而苦。舌红，苔黄，脉弦数。妇女常见月经不调，经来腹痛或乳房发胀。

【治法】疏肝理气，解郁泄热。

【方药】丹栀逍遥散加减。

2.血瘀发热

【主症】午后或夜晚发热，或自觉身体某些部位发热，口燥咽干，但不多饮，肢体或躯干有固定痛处或肿块，面色萎黄或晦暗。舌质青紫或有瘀点、瘀斑，脉弦或涩。

【治法】活血化瘀。

【方药】血府逐瘀汤加减。

3.湿郁发热

【主症】低热，午后热甚，胸闷脘痞，全身重着，不思饮食，渴不欲饮，呕恶，大便溏薄或黏滞不爽。舌苔白腻或黄腻，脉濡数。

【治法】利湿清热。

【方药】三仁汤加减。

4.气虚发热

【主症】发热，热势或低或高，常在劳累后发作或加剧，倦怠乏力，气短懒言，自汗，易于感冒，食少便溏。舌质淡，苔薄白，脉细弱。

【治法】益气健脾，甘温除热。

【方药】补中益气汤加减。

5.血虚发热

【主症】发热，热势多为低热，头晕眼花，身倦乏力，心悸不宁，面白少华，唇甲色淡。舌质淡，脉细弱。

【治法】益气养血。

【方药】用归脾汤加减。

6.阴虚发热

【主症】午后潮热，或夜间发热，不欲近衣，手足心热，烦躁，少寐多梦，盗汗，口干咽燥。舌质红，或有裂纹，苔少甚至无苔，脉细数。

【治法】滋阴清热。

【方药】清骨散加减。

7.阳虚发热

【主症】发热而欲近衣，形寒怯冷，四肢不温，少气懒言，头晕嗜卧，腰膝酸软，纳呆便溏，面色白。舌质淡胖，或有齿痕，苔白润，脉沉细无力。

【治法】温补阳气，引火归元。

【方药】金匮肾气丸加减。

（三）其他疗法

（1）针灸疗法。针刺大椎、内关、间使等穴，或灸气海、关元、百会、神阙、足三里等穴，适用于气虚发热。针刺期门、行间、三阴交等穴，适用于肝郁发热。

（2）常用中成药。阴虚发热：养阴退热丸。

三十二、虚劳

虚劳又称虚损，是由多种原因所致，以脏腑亏损，气血阴阳不足为主要病机的多种慢性衰弱证候的总称。

讨论范围包括西医学中多种慢性消耗性疾病和功能衰退性疾病等。

（一）诊断要点

多见形神衰败，身体羸瘦，大肉尽脱，食少厌食，心悸气短，自汗盗汗，面容憔悴，或五心烦热，或畏寒肢冷，脉虚无力等症。若病程较长，久虚不复，症状可呈进行性加重。

具有引起虚劳的致病因素及较长的病史。

与虚证及肺痨鉴别。其他病症的虚证各以其病症的主要症状为突出表现。如眩晕一证的气血亏虚型，以眩晕为最突出、最基本的表现；而肺痨为痨虫侵袭所致，主要病变在肺，具有传染性，以阴虚火旺为其病理特点，以咳嗽、咳痰、咳血、潮热、盗汗、消瘦为主要临床症状。两者均与虚劳不同。

（二）辨证治疗

1.气虚

（1）肺气虚。

【主症】短气自汗，声音低怯，时寒时热，平素易于感冒，面白。舌质淡，脉弱。

【治法】补益肺气。

【方药】补肺汤加减。

（2）脾气虚。

【主症】饮食减少，食后胃脘不舒，倦怠乏力，大便溏薄，面色萎黄。舌淡苔薄，脉弱。

【治法】健脾益气。

【方药】加味四君子汤加减。

2.血虚

（1）心血虚。

【主症】心悸怔忡，健忘，失眠，多梦，面色不华。舌质淡，脉细或结代。

【治法】养血安神。

【方药】养心汤加减。

（2）肝血虚。

【主症】头晕，目眩，胁痛，肢体麻木，筋脉拘急，或筋惕肉瞤，妇女月经不调甚则经闭，面色无华。舌质淡，脉弦细或细涩。

【治法】补血养肝。

【方药】四物汤加减。

3.阴虚

（1）肺阴虚。

【主症】干咳，咽燥，咳血，甚或失音，潮热，盗汗，面色潮红。舌红少津，脉细数。

【治法】养阴润肺。

【方药】沙参麦冬汤加减。

（2）心阴虚。

【主症】心悸，失眠，烦躁，潮热，盗汗，或口舌生疮，面色潮红。舌红少津，脉细数。

【治法】滋阴养心。

【方药】天王补心丹加减。

（3）脾胃阴虚。

【主症】口干唇燥，不思饮食，大便燥结，甚则干呕、呃逆，面色潮红。舌干，苔少或无苔，脉细数。

【治法】养阴和胃。

【方药】益胃汤加减。

（4）肝阴虚。

【主症】头痛，眩晕，耳鸣，目干畏光，视物不明，急躁易怒，或肢体麻木，筋惕肉瞤，面潮红。舌干红，脉弦细数。

【治法】滋养肝阴。

【方药】补肝汤加减。

（5）肾阴虚。

【主症】腰酸，遗精，两足痿弱，眩晕耳鸣，甚则耳聋，口干，咽痛，颧红。舌红，少津，脉沉细。

【治法】滋补肾阴。

【方药】左归丸加减。

4.阳虚

（1）心阳虚。

【主症】心悸，自汗，神倦嗜卧，心胸憋闷疼痛，形寒肢冷，面色苍白。舌淡或紫黯，脉细弱，或沉迟。

【治法】益气温阳。

【方药】拯阳理劳汤。

（2）脾阳虚。

【主症】面色萎黄，食少，形寒，神倦乏力，少气懒言，大便溏泄，肠鸣腹痛，每因受寒或饮食不慎而加剧。舌质淡，苔白，脉弱。

【治法】温中健脾。

【方药】附子理中丸加减。

（3）肾阳虚。

【主症】腰背酸痛，遗精阳痿，多尿或不禁，面色苍白，畏寒肢冷，下利清谷或五更泄泻。舌质淡胖有齿痕，苔白，脉沉迟。

【治法】温补肾阳，兼养精血。

【方药】右归丸加减。

（三）其他疗法（针灸治疗）

气虚：肺俞穴、脾俞穴、肾俞穴、气海穴、足三里穴；补法，并配合艾灸。

血虚：膈俞穴、脾俞穴、气海穴、足三里穴、三阴交穴；补法，并配合艾灸。

阴虚：膏肓穴、肾俞穴、三阴交穴、太溪穴；补法。

阳虚：膏肓穴、命门穴、气海穴、关元穴；补法，并重用艾灸。

三十三、头痛

头痛是指由于外感与内伤引起，致使脉络绌急或失养，清窍不利所引起的以患者自觉头部疼痛为特征的一种常见病症。头痛也是一种常见症状，可发生在多种急慢性疾病中，有时也是某些相关疾病加重或恶化的先兆。

讨论的范围包括西医学中的偏头痛、紧张性头痛、丛集性头痛及慢性阵发性偏头痛等。

（一）诊断要点

以头痛为主症，或前额、额颞、顶枕部，或全头部疼痛，头痛类型多为跳痛、刺痛、胀痛、昏痛、隐痛等。

外感头痛常突然而作，痛无休止，以掣痛、跳痛、灼痛、胀痛或重痛为主；内伤头痛常缓慢而病，痛势绵绵，时痛时止，反复发作，长久不愈，其痛多以空痛、隐痛、昏痛，遇劳或情志刺激而发作或加重为主。

本病应与类中风、真头痛相鉴别。类中风多见于45岁以上，眩晕反复发作，头痛突然加重时，常兼半身肢体活动不灵，或舌强语涩。真头痛多呈突然剧烈头痛，常表现为持续痛而阵发性加重，甚至呕吐如喷不已，以致肢厥、抽搐。

（二） *辨证治疗*

1.外感

（1）风寒头痛。

【主症】起病较急，其痛如破，连及项背，恶风畏寒，遇风尤剧，口不渴。苔薄白，脉多浮紧。

【治法】疏风散寒。

【方药】川芎茶调散加减。

（2）风热头痛。

【主症】头痛而胀，甚则头痛如裂，发热或恶风，口渴欲饮，面红目赤，便秘溲黄。舌红苔黄，脉浮紧。

【治法】疏风清热。

【方药】芎芷石膏汤加减。

（3）风湿头痛。

【主症】头痛如裹，肢体困重，胸闷纳呆，小便不利，大便或溏。苔白腻，脉濡滑。

【治法】祛风胜湿。

【方药】羌活胜湿汤加减。

2.内伤

（1）肝阳头痛。

【主症】头胀痛而眩，心烦易怒，胁痛，夜眠不宁，口苦。舌红苔薄黄，脉沉弦有力。

【治法】平肝潜阳。

【方药】天麻钩藤饮。

（2）肾虚头痛。

【主症】头痛而空，每兼眩晕，腰痛酸软，神疲乏力，遗精，带下，耳鸣少寐。舌红少苔，脉沉细无力。

【治法】补肾养阴。

【方药】大补元煎加减。

（3）血虚头痛。

【主症】头痛而晕，心悸不宁，遇劳则重，畏风，神疲乏力，面色苍白。舌淡，苔薄白，脉沉细而弱。

【治法】养血和络止痛。

【方药】加味四物汤加减。

（4）痰浊头痛。

【主症】头痛昏蒙，胸腔满闷，呕恶痰涎。舌胖大有齿痕，苔白腻，脉沉弦或沉滑。

【治法】健脾化痰，降逆止痛。

【方药】半夏白术天麻汤。

（5）瘀血头痛。

【主症】头痛经久不愈，其痛如刺，固定不移，或头部有外伤史者。舌紫或有瘀斑、瘀点，苔薄白，脉沉细或细涩。

【治法】通窍活络化瘀。

【方药】通窍活血汤。

（三）**其他疗法**

（1）针灸治疗。用皮肤针重叩太阳、印堂及头痛处出血，加拔火罐。适用于外感头痛及肝阳头痛。

（2）单方验方。荆芥穗、石膏等分为末，每服6g，清茶调下，治风热头痛。白芷、黄芩酒炒等分为末，每服即清茶调下，治眉棱骨痛。

（3）外治法。吴茱萸适量研末，用醋或凡士林调如软膏，于晚上敷贴于涌泉穴，次日除去，连贴10~15次。主治肝阳头痛。

三十四、痹证

痹证是指机体正气不足，卫外不固，邪气乘虚而入，肢体经络为风、寒、湿、热之邪所闭塞，导致气血不通，经络痹阻，引起肌肉、关节、筋骨发生疼痛、酸楚、麻木、重着、灼热、屈伸不利，甚或关节肿大变形为主要临床表现的病症。

讨论范围包括西医学中的风湿热、风湿性关节炎、类风湿关节炎、强直性脊柱炎、骨性关节炎、肌炎、痛风等疾病。

（一）诊断要点

发病特点：本病不分年龄、性别，但青壮年和体力劳动者、运动员及体育爱好者易患此病。同时，发病及病情的轻重与寒冷、潮湿、劳累及天气变化、节气等有关。

临床表现：突然或缓慢地自觉肢体关节肌肉疼痛、屈伸不利为本病的共同临床表现。或游走不定，或剧痛，遇寒则甚，或重着而瘫，手足肌肤麻木不仁，或关节剧痛，肿大变形。

舌苔脉象：舌质红，苔多白滑，脉象多见沉紧、沉弦、沉缓、涩。

辅助检查：实验室及放射线等检查有助于辅助诊断。

（二）辨证治疗

1.行痹

【主症】肢体关节酸痛，游走不定，关节屈伸不利，日轻夜重，恶风或恶寒。舌质红，苔薄白，脉浮。

【治法】宣痹通络、疏风止痛。

【方药】防风汤加减。

2.痛痹

【主症】肢体关节疼痛较剧，痛有定处，遇寒则加重，得热则痛缓，甚至关节屈伸不利，皮色不红，关节不肿，触之不热。舌质红，苔薄白，脉弦紧。

【治法】温经散寒、祛风除湿。

【方药】乌头汤加减。

3.着痹

【主症】肢体关节沉重酸胀、疼痛，重则关节肿胀，重着不移，但不红，四肢活动不便，颜面苍黄。舌质红，苔白腻，脉濡缓。

【治法】健脾渗湿，通经活络。

【方药】薏苡仁汤加减。

4.热痹

【主症】肢体关节疼痛，痛处红热肿胀，得冷稍舒，日轻夜重，兼发热、口渴、心烦、喜冷恶热、烦闷不安。舌质红，苔黄燥，脉滑数。

【治法】清热解毒，疏风通络。

【方药】白虎加桂枝汤加减。

5.顽痹

【主症】肢体关节疼痛，屈伸不利，关节肿大、僵硬、变形，甚则肌肉萎缩，筋脉拘急，肘膝不得伸。舌质黯红，脉细涩。

【治法】补肾祛寒，活血通络。

【方药】补肾祛寒治尪汤。

6.气血亏虚证

【主症】四肢乏力，关节酸沉，绵绵而痛，麻木尤甚，汗出畏寒，时见心悸，纳呆，形体虚弱。舌质淡红，苔黄或薄白，脉沉虚。

【治法】益气养血，舒筋活络。

【方药】气血并补荣筋汤。

(三) 其他疗法

(1) 针灸治疗。按部位取穴：肩部取穴肩髎、肩髃。肘臂取穴曲池、合谷、天井、外关、尺泽。腕部取穴阳池、外关、阳溪、腕骨。背脊取穴水沟、身柱、腰阳关。股部取穴秩边、承扶、阴陵泉。膝部取穴犊鼻、梁丘、阳陵泉、膝阳关。踝部取穴申脉、照海、昆仑、丘墟。

（2）单方验方。威灵仙12g，水煎服，治风寒湿痹痛。络石藤、秦艽、伸筋草、路路通各12g，水煎服，治风湿痹痛。海桐皮、姜黄各9～12g，煎服，适用于痹病皮肤及肌肉疼痛。

（3）外治法。丝瓜络30g，地龙20g，莱菔子12g，共捣烂，外敷痛处。食盐500g，小茴香120g，研末，共炒热，用布包熨痛处。

三十五、痿证

痿证是以手足软弱无力，筋脉弛缓不收，日久不用，引起肌肉萎缩为主要证候的一种病症。临床上尤以下肢痿弱为多见。

讨论范围包括西医学的感染性多发性神经根炎、运动神经元病、重症肌无力、肌营养不良、急性脊髓炎、周期性瘫痪、肌萎缩侧索硬化症及中枢神经系统感染并发瘫痪后遗症，或脊髓颅脑损伤符合本病证候特征者。

（一）诊断要点

下肢或上肢、一侧或双侧筋脉弛缓，瘦弱无力，甚至瘫痪日久，肌肉萎缩。

部分患者发病前有感冒、腹泻病史，有的患者有神经毒性药物接触史或家族遗传史。一般缓慢起病，也有突然发病者。

神经系统检查肌力降低，肌萎缩，其他检查如肌电图、肌活检与酶学检查等有助于明确诊断。

应做好与痹证及偏枯的鉴别诊断。痹证后期，由于肢体关节疼痛，不能运动，肢体长期废用，亦有类似痿证之瘦削枯萎。但痿证肢体关节一般不痛，痹证则均有疼痛，其病因病机、治法也不相同。偏枯亦称半身不遂，是中风症状，病见一侧上下肢偏废不用，常伴有语言謇涩、口眼㖞斜，久则患肢肌肉枯瘦，其瘫痪是由于中风而致，二者临床不难鉴别。

（二）辨证治疗

1.肺热津伤

【主症】始发病，或起病发热，热退后突然肢体软弱无力，皮肤枯燥，心烦口渴，咽干呛咳少痰，小便短赤，大便秘结。舌红苔黄，脉细数。

【治法】清热润肺，濡养筋脉。

【方药】清燥救肺汤加减。

2.湿热浸淫

【主症】四肢萎软，身体困重，或微肿麻木，尤多见于下肢，或足胫热蒸，或发热，胸脘痞闷。舌红体大，苔黄厚腻，脉细数。

【治法】清热燥湿，通利筋脉。

【方药】加味二妙散加减。

3.脾胃亏虚

【主症】肢体萎软无力，食少纳呆，腹胀，便溏，面浮不华，气短，神疲。舌淡，苔薄白，脉沉细或沉弱。

【治法】健脾益气。

【方药】参苓白术散加减。

4.肝肾亏损

【主症】起病缓慢，下肢萎软无力，腰脊酸软，不能久立，或伴眩晕、耳鸣、遗精早泄，甚至步履全废，腿肚大肉渐脱。舌红少苔，脉沉细数。

【治法】补益肝肾，滋阴清热。

【方药】虎潜丸加减。

(三) 其他治疗

(1) 针灸治疗。主穴取肩髃、曲池、合谷、阳溪、梁丘、足三里、解溪。针用补泻法，每日1次。

(2) 推拿疗法。上肢拿肩井筋，揉捏臂臑、手三里、合谷部肌筋，点肩髃、曲池等穴，搓揉臂肌来回数遍。下肢：拿阴廉、承山、昆仑筋，揉捏伏兔、承扶、殷门部肌筋，点腰阳关、环跳、足三里、委中、犊鼻、解溪、内庭等穴，搓揉股肌来回数遍。

(3) 常用中成药。肝肾亏虚：健步丸。

三十六、腰痛

腰痛是由于腰部感受外邪，或因外伤，或由肾虚而引起的气血运行失调、脉络绌急、腰府失养所致的以腰部一侧或两侧疼痛为主要症状的一类病症。因腰为肾之府，故腰痛与肾的关系最为密切。

讨论的内容包括西医学的腰肌纤维炎、强直性脊柱炎、腰椎骨质增生、腰椎间盘病变、腰肌劳损等腰部病变，以及某些内脏疾病引发的腰痛。

(一) 诊断要点

一侧或两侧腰痛，或痛势绵绵，时作时止，遇劳则剧，得逸则缓，按之则减；或痛处固定，胀痛不适；或如锥刺，按之痛甚。

具有腰部感受外邪、外伤、劳损的病史。

排除腰部器质性病变。必要时进行腰部X线平片等实验室检查，有助于诊断和鉴别诊断。

本证需与肾着、腰软相鉴别。肾着虽亦有腰部沉重冷痛，但多伴身体沉重、腹重下坠等。腰软指腰部软弱无力为主证的病症，少有腰部酸痛，但多伴发育迟缓、头颈软弱、手足瘫痿，甚则鸡胸龟背等，多发生在青少年。

（二）辨证治疗

1.寒湿腰痛

【主症】腰部冷痛重着，转侧不利，逐渐加重。静卧病不减，遇阴雨天则加重。苔白腻，脉沉而迟缓。

【治法】散寒行湿，温经通络。

【方药】甘姜苓术汤（又名肾着汤）。

2.湿热腰痛

【主症】腰部弛痛，痛处伴有热感，热天或雨天疼痛加重，而活动后或可减轻。苔黄腻，脉濡数或弦数。

【治法】清热利湿，舒筋止痛。

【方药】四妙丸。

3.瘀血腰痛

【主症】腰痛如刺，痛有定处，日轻夜重。轻者俯仰不便，重则不能转侧，痛处拒按。舌质紫黯，或有瘀斑，脉涩。部分患者有外伤史。

【治法】活血化瘀，理气止痛。

【方药】身痛逐瘀汤。

4.肾虚腰痛

【主症】腰痛以酸软为主，喜按喜揉，腿膝无力，遇劳更甚，卧则减轻，常反复发作。偏阳虚者，手足不温，少气乏力，面白，舌淡，脉沉细。偏阴虚者，心烦失眠，口燥咽干，手足心热，舌红少苔，脉弦细数。

【治法】偏阳虚者，宜温补肾阳；偏阴虚者，宜滋补肾阴。

【方药】阳虚用右归丸。阴虚用左归丸。虚火甚者，可加大补阴丸送服。如腰痛日久不愈，无明显的阴阳偏虚者，可服用青娥丸补肾以治腰痛。

（三）其他治疗

（1）针灸治疗。取穴肾俞、委中、阳陵泉、阿是、腰阳关、志室、三阴交、太溪、命门。针灸并用，或加拔火罐。急性腰扭伤疼痛剧烈可针人中穴，用泻法。

（2）单方验方。杜仲500g，切，炒，酒渍10日，每次服10mL，每日2次，治风冷伤肾、腰背疼痛。青娥丸：治老人腰痛和肾虚腰痛。

第二节 妇科

一、月经先期

月经周期缩短，经行提前7日以上，甚至10余日一行，称为月经先期。亦称"经行先期"或"经早""月经前期"。如果仅提前3～5日，或月经偶尔提前1次，且无其他明显不适，不视为本病。

讨论范围包括西医学功能失调性子宫出血的黄体不健和盆腔炎症引起的子宫出血等。

（一）诊断要点

月经周期提前7天以上，甚至半月一行，连续2个周期以上，经期与经量基本正常，或伴有月经过多。

妇科检查属黄体功能不足的排卵性月经失调，则盆腔无明显器质性病变；若属盆腔炎引起的月经先期，检查可见盆腔炎体征。

基础体温测定或刮取子宫内膜做组织学检查可帮助诊断。

（二）辨证治疗

1.气虚不固

【主症】月经周期提前，经量多，色淡质稀，面色苍白或白，倦怠乏力，或小腹空坠，食少便溏，心悸气短。

舌质淡，脉细弱。

【治法】健脾益气、摄血调经。

【方药】补中益气汤。

2.阳盛血热

【主症】月经提前，量多，色深红质黏稠，面红口干，胸闷心烦，小便短赤，大便秘结。舌质红，苔黄，脉数有力。

【治法】清热泻火、凉血调经。

【方药】清经散。

3.肝郁血热

【主症】月经提前，经量或多或少，经色深红或紫黯有块，经前胸胁、乳房、少腹胀痛，或烦躁易怒，口苦咽干。舌红苔黄，脉弦数。

【治法】疏肝理脾、凉血调经。

【方药】丹栀逍遥散。

4.虚热内扰

【主症】月经提前，量少或量多色红，质稠，两颧潮红，手足心热，或有盗汗。舌红少苔或无苔，脉细数。

【治法】滋阴清热调经。

【方药】两地汤合二至丸。

（三）其他疗法

（1）针灸疗法。气虚不固：针关元穴、三阴交穴、气海穴，留针20min，灸关元穴。血热内扰：针曲池穴、血海穴、中极穴，留针20min，泻法。

（2）推拿疗法。手法：揉气海穴、合谷穴、血海穴、足三里穴、三阴交穴、太冲穴、肝俞穴、脾俞穴、肾俞穴、三焦俞穴、子宫穴。气虚不固，加提拿腹肌，揉气海穴、关元穴、三阴交穴，血热内扰，加滚股内侧及小腿内侧。

（3）常用中成药。气虚证：补中益气丸。

二、月经后期

月经周期错后7天以上，甚至3～5个月一行者，称月经后期。亦称"经行后期""月经错后""经水过期而来"。若经行仅延迟3～5天，或偶见1次，或青春期初潮后短期内经行时有延后，且无其他不适者，一般不需治疗。

讨论范围包括西医学的月经稀发等。

（一）诊断要点

月经周期在35天以上，甚至3～5个月一行，连续发生两个周期以上，而月经持续时间及经血量基本正常。

妇科检查一般无明显异常。

基础体温、B超检查及性激素测定等有助于诊断。

（二）辨证治疗

1.血寒

【主症】经期延后，量少，色暗有块，小腹冷痛，形寒肢冷，喜热畏寒，面色苍白，小便清长。舌淡苔白，脉沉紧。

【治法】温经散寒调经。

【方药】温经汤。

2.虚寒

【主症】经期延后，量少，色淡质稀，小腹隐痛，喜温喜按，畏寒肢冷，腰酸无力，小便清长，大便稀薄。舌淡苔白，脉沉迟无力。

【治法】温阳散寒调经。

【方药】大营煎。

3.血虚

【主症】月经延后，经行量少，色淡质稀，小腹空痛或绵绵作痛，头晕眼花，心悸失眠，面色萎黄。舌质淡白，脉细弱。

【治法】补血益气调经。

【方药】大补元煎。

4.气滞

【主症】月经后期，经行量少，色暗红有血块，精神抑郁，胸胁、乳房或少腹胀痛，嗳气，纳呆。脉弦。

【治法】理气养血调经。

【方药】加味乌药汤。

5.痰湿

【主症】经行错后，月经量少，经血夹杂黏液，或带下清稀量多，形体肥胖，胸闷恶心，心悸眩晕，痰多，或口黏。苔白腻，脉弦滑。

【治法】燥湿化痰，健脾调经。

【方药】归芎二陈汤。

（三）其他疗法

（1）针灸疗法。血寒证：针关元穴、命门穴、膈俞穴、血海穴、三阴交穴，用平补平泻法。虚寒证：针关元穴、命门穴、膈俞穴、血海穴、三阴交穴，用补法，并施灸。血虚证：针肝俞穴、肾俞穴、关元穴、三阴交穴、气海穴，用补法。气滞证：针太冲穴、血海穴、地机穴、子宫穴，用泻法。

（2）推拿疗法。手法：揉气海穴、合谷穴、血海穴、足三里穴、三阴交穴、太冲穴、肝俞穴、脾俞穴、肾俞穴、三焦俞穴、子宫穴。血寒证，加揉脐、摩腹；血虚证，按揉膈俞穴；气滞证，加按揉章门穴、期门穴、阳陵泉穴，搓两胁。

（3）常用中成药。气血虚弱：乌鸡白凤丸。

（4）饮食疗法。羊肉500g，党参、黄芪、当归各30g，用布包好，放砂锅内加适量水，文火煎2小时，连服3~5日。

三、月经先后无定期

月经周期延长或缩短，即经期提前或延后7日以上，先后不定，并连续出现三个月经周期以上者，称为月经先后无定期。亦称"经水先后无定期""经乱"。本病以月经周期紊乱为特征，如果仅提前或错后3～5日，不作病论。青春期初潮短期内及更年期月经先后无定期，如无其他明显不适，可不予治疗。包括西医学中排卵型功能失调性子宫出血的月经不规则等。

（一）诊断要点

月经提前或错后7天以上，但经期正常，经量或多或少，连续出现3个月经周期以上。

妇科检查多无明显改变。

B超、卵巢功能测定有助于诊断。

（二）辨证治疗

1.肝郁

【主症】月经周期先后不定，经量或多或少，色暗有块，经行不畅，胸胁、乳房、少腹胀痛，时叹息。苔薄白，脉弦。

【治法】疏肝理气，和血调经。

【方药】逍遥散。

2.肾虚

【主症】经期先后不定，量少，色淡质稀，头晕耳鸣，腰骶酸痛，小腹空坠，小便频数。舌淡，苔薄，脉沉细弱。

【治法】补肾益气调经。

【方药】固阴煎。

（三）其他疗法

（1）针灸疗法。肝郁证：针太冲穴、血海穴、三阴交穴、归来穴，用泻法。肾虚证：针关元穴、气海穴、肾俞穴、太溪穴，用补法。

（2）推拿疗法。手法：揉气海穴、合谷穴、血海穴、足三里穴、三阴交穴、太冲穴、肝俞穴、脾俞穴、肾俞穴、三焦俞穴、子宫穴。肝郁证，加按揉章门穴、期门穴、阳陵泉穴，斜擦少腹穴；肾虚证，擦肾俞穴、命门穴，按揉腰眼穴。

（3）饮食疗法。山药粥。取山药100g，粳米50g，煮成粥，每日1～2次，适用于脾肾亏虚患者。

四、月经过多

月经周期正常，经行血量明显超过既往者，称为月经过多。亦称"月水过多""经水过多"。讨论范围包括西医学中功能失调性子宫出血引起的月经过多，子宫肌瘤、慢性盆腔炎、宫腔内节育器等引起的月经过多等。

（一）诊断要点

月经周期、经期基本正常，经量比以往明显增多，且连续2个周期以上。

盆腔内诊检查常可见到子宫体增大，压痛，子宫后倾，附件增厚等。

B超、卵巢功能测定等有助于诊断。

（二）辨证治疗

1.气虚

【主症】月经量多，质稀，色淡，面色苍白，少气懒言，倦怠乏力，心悸失眠，小腹空坠。舌淡苔白，脉细弱。

【治法】补气摄血，固冲调经。

【方药】举元煎。

2.血热

【主症】经行量多，色鲜红或深红，质稠，或有血块，面红口渴，心烦，小便短赤，大便干结。舌红苔黄，脉滑数。

【治法】清热凉血，固冲止血。

【方药】保阴煎。

3.血瘀

【主症】经行量多，色紫黯，质稠有块，或持续时间延长，经行腹痛，或肌肤不泽。舌紫黯，有瘀点，脉涩。

【治法】活血化瘀，调经止血。

【方药】失笑散加味。

（三）其他疗法

（1）针灸疗法。气虚：针足三里穴、三阴交穴、气海穴、心俞穴、脾俞穴，用补法。血热：针曲池穴、三阴交穴、行间穴、通里穴，用泻法。血瘀：针合谷穴、太冲穴、三阴交穴、行间穴、通里穴，用泻法。

（2）推拿疗法。手法：揉气海穴、合谷穴、血海穴、足三里穴、三阴交穴、太冲穴、肝俞穴、脾俞穴、肾俞穴、三焦俞穴、子宫穴。气虚，加摩脐，提拿腹肌；血热，加按百会穴、脊中穴，揉小腿内侧；血瘀，加按揉气海穴，增加摩小腹时间，捏拿大腿内收肌。

（3）常用中成药。气虚：八珍益母丸。

五、月经过少

月经周期正常，月经血量明显减少，或经期缩短至1～2日，甚或点滴即净，称为月经过少。亦称"经水涩少""月水不利""经少"等。

西医学中性腺功能低下、幼稚子宫、子宫发育不良、子宫内膜结核等引起的月经过少等。

（一）诊断要点

月经过少者，每次经行血量明显减少，不足30mL，重则点滴即净。或经行时间过短，经量也少。

性腺功能低下引起的子宫体偏小。

可进行卵巢功能测定，以及子宫碘油造影、子宫内膜病理检查等。

（二）辨证治疗

1.血虚

【主症】月经量少，色淡质稀，或点滴即止，心悸失眠，头晕眼花，面色萎黄，神疲乏力，小腹空坠。舌淡，脉细弱。

【治法】养血调经。

【方药】滋血汤。

2.肾虚

【主症】月经量少，色淡质稀，腰膝酸软，头晕耳鸣，足跟痛或小腹冷感，夜间多尿。舌淡，苔薄白，脉沉弱或沉迟无力。

【治法】补肾填精，养血调经。

【方药】归肾丸。

3.血瘀

【主症】月经量少，色紫黑，有块，小腹刺痛拒按，血块排出后疼痛减轻，或胸胁胀痛。舌质紫黯，有瘀点或瘀斑，脉沉涩。

【治法】活血化瘀，养血调经。

【方药】桃红四物汤加减。

4.痰湿

【主症】经血量少，色淡，质黏，形体肥胖，胸脘满闷，体倦乏力，带下量多，舌胖大，苔白，脉滑。

【治法】燥湿化痰，理气调经。

【方药】二陈加芎归汤。

（三）其他疗法

（1）针灸疗法。血虚：针足三里穴、三阴交穴、脾俞穴、肾俞穴，用补法。肾虚：针气海穴、中极穴、命门穴、肾俞穴、三阴交穴、血海穴，用补法。血瘀：针合谷穴、三阴交穴、血海穴、太冲穴，用泻法。痰湿：针气海穴、丰隆穴，用泻法。

（2）常用中成药。肾虚证：金匮肾气丸。血虚证：人参归脾丸。

六、痛经

凡在经期或经行前后，出现周期性小腹或腰骶部疼痛，甚至剧痛晕厥者，称为"痛经"。亦称"经行腹痛"。若经前或经行初期仅感小腹或腰部轻微胀痛，不影响工作学习者，不作病论。

西医把痛经分为原发性痛经和继发性痛经。前者指生殖器官无器质性病变，后者指盆腔内出现器质性病变，如子宫内膜异位症、慢性盆腔炎、宫颈口粘连狭窄等引起的痛经。功能性痛经多见于青年女性，继发性痛经多见于育龄期妇女。此处所讨论的主要指原发性痛经。

（一）诊断要点

经期或经行前后，小腹疼痛，可痛及全腹或腰骶部，或疼痛难忍，随经期而发，或伴有恶心呕吐，面青肢冷，经净后多疼痛缓解。

功能性痛经者，妇科检查多无明显器质性病变。继发性痛经者，可有阳性体征。如子宫内膜异位症可有痛性结节，子宫粘连，活动受限，或伴有卵巢囊肿；子宫腺肌症子宫多均匀性增大，局部有压痛；或可见子宫体极度屈曲，宫颈口狭窄。

B超检查等有助于诊断。

（二）辨证治疗

1.气滞血瘀

【主症】经前或经行1～2日，小腹胀痛，或刺痛拒按，经量少，经色暗红有块，或伴胸胁乳房胀痛，血块排出后痛减，经净疼痛消失。舌紫黯有瘀点，脉弦或弦滑。

【治法】理气活血，化瘀止痛。

【方药】膈下逐瘀汤。

2.寒湿凝滞

【主症】经前或经期小腹冷痛，或绞痛，得热痛减，经量少，色暗有块，形寒肢冷，带下量多。舌苔白腻，脉沉紧。

【治法】温经除湿，化瘀止痛。

【方药】少腹逐瘀汤。

3.湿热蕴结

【主症】经前或经期，小腹及腰骶部胀痛或灼痛，拒按，经行量多，或经期延长，经色暗红，质稠有块，带下量多，黄稠臭秽，小便黄赤。舌红苔黄腻，脉滑数。

【治法】清热祛湿，化瘀止痛。

【方药】清热调血汤。

4.气血虚弱

【主症】经后或经期，小腹隐隐作痛，或伴小腹空坠，喜按，经量少，色淡质稀，头晕心悸，失眠多梦，面色苍白或萎黄，食少乏力，便溏。舌淡，脉细弱。

【治法】益气养血，和营止痛。

【方药】八珍汤。

5.肝肾亏虚

【主症】经后小腹或腰部疼痛，喜按，经量少，色淡质稀，伴头晕耳鸣，或面部潮热。舌淡，脉沉细。

【治法】补肾益精，养肝止痛。

【方药】调肝汤加减。

（三）其他疗法

（1）急症处理。阿托品、复方颠茄片，或消炎痛、布洛芬，适用于疼痛剧烈者。田七痛经胶囊每次3~5粒，每日3次，连用7日。麝香痛经膏贴于下腹部气海穴、关元穴，1~3日更换1次。适用于气滞血瘀型患者。

（2）针灸疗法。气滞血瘀：针太冲穴、曲泉穴、三阴交穴、气海穴，用泻法或平补平泻。寒湿凝滞：针中极穴、水道穴、三阴交穴、地机穴，用泻法，可灸。湿热蕴结：针太冲穴、中极穴、三阴交穴，用泻法。气血虚弱：针气海穴、足三里穴、脾俞穴、三阴交穴、子宫穴，用补法，并灸。

（3）推拿疗法。手法：一指禅推法、摩法、揉法、四指推法、按法、擦法、振法、提拿法。取穴：气海、关元、肾俞。

（4）常用中成药。气滞血瘀：血府逐瘀胶囊。

七、闭经

女子年逾16周岁，月经尚未来潮；或已行经又中断6个月以上者，称为闭经。前者称为原发性闭经，后者称为继发性闭经。古代有称"女子不月""经闭""月事不来"等。

妇女在妊娠期、哺乳期、更年期月经停闭不行，为生理性停经；有的少女初潮1~2年内偶有月经停闭，无其他不适，可不必治疗。

讨论范围包括西医学原发性闭经中子宫卵巢先天性异常或无子宫；继发性闭经中多囊卵巢综合征、席汉综合征、闭经溢乳综合征、卵巢早衰、生殖道结核及精神心理因素引起的中枢神经及丘脑下部功能失调等。因生殖器官缺陷，或后天器质性损伤致无月经，药物治疗难以奏效，暂不讨论。

（一）诊断要点

青春期女子，年逾16岁，月经尚未初潮，可伴第二性征发育差；或已行经，月经停闭超过6个月。

妇科检查注意外阴、子宫、卵巢有无缺失、损伤、萎缩、畸形、肿块，阴毛有无脱落，处女膜有无闭锁；继发性闭经日久者，常见子宫缩小、阴道黏膜充血等雌激素水平低落现象。

基础体温测定，B超、CT、MRI、宫腔造影及性激素测定有助于辅助诊断。

（二）辨证治疗

1.肝肾不足

【主症】年逾16岁月经尚未来潮，或月经量少渐闭，头晕耳鸣，腰膝酸软，阴毛稀疏。舌淡，脉沉细无力。

【治法】补益肝肾，养血通经。

【方药】归肾丸。

2.气血两虚

【主症】月经延后，月经量少，色淡，质稀，继而停闭，面色苍白或萎黄，头晕眼花，心悸气短，纳呆乏力。舌淡，脉细弱无力。

【治法】益气养血通经。

【方药】人参养荣汤。

3.气滞血瘀

【主症】闭经，烦躁易怒或精神抑郁，胸胁、乳房、少腹胀痛，拒按。舌紫黯有瘀点，脉沉弦或弦涩。

【治法】理气解郁，祛瘀通经。

【方药】血府逐瘀汤。

4.阴虚血燥

【主症】月经渐少至停闭不行，面部烘热，五心烦热，唇干颧红，多汗或盗汗，或干咳少痰，骨蒸潮热。舌红，少苔，脉细数。

【治法】滋阴润燥，养血通经。

【方药】加减一阴煎。

5.痰湿阻滞

【主症】闭经，形体肥胖，胸胁满闷，倦怠乏力，恶心痰多，嗜睡懒言，带下量多色白。苔白腻，脉滑。

【治法】燥湿祛痰，活血通经。

【方药】丹溪治湿痰方。

（三）其他疗法

（1）针灸疗法。肝肾不足：针肾俞穴、关元穴、气冲穴、三阴交穴，用补法，并用灸法。气血虚弱：针脾俞穴、膈俞穴、足三里穴、三阴交穴、气海穴，用补法。气滞血瘀：气海穴、行间穴、三阴交穴、血海穴，用泻法。阴虚血燥：针心俞穴、肾俞穴、太溪、太冲、三阴交，用补法。痰湿积滞：针膻中穴、中脘穴、气海穴、丰隆穴，用泻法。

（2）常用中成药。肝肾不足：六味地黄丸。气滞血瘀：大黄䗪虫丸。气血虚弱：乌鸡白凤丸。

八、崩漏

经血非时而下，阴道大量出血，或持续下血，淋漓不断者，称为崩漏。也称"崩中漏下"。来势急、出血量多者称"崩中"；日久淋漓不尽者为"漏下"。二者经常交替出现，临床上常以"崩漏"并称。

讨论范围包括西医学中功能失调性子宫出血等。

（一）诊断要点

月经的周期、经期、经量发生紊乱。表现为月经不按周期而妄行；出血或量多如注，或淋漓不止；行经时间超过半月以上，甚至数月不净。出血量多日久，可见贫血症状。

妇科检查多无明显改变。

进行基础体温测定、诊断性刮宫、B超检查、激素水平测定等进行鉴别诊断。

（二）辨证治疗

1.肾虚

（1）肾阳虚。

【主症】经来无期，经量多或淋漓不止，色淡质稀，畏寒肢冷，腰膝酸软，面色晦暗，小便清长，大便溏薄。舌淡，脉沉迟无力或沉细。

【治法】温肾固冲，止血调经。

【方药】右归丸。

(2) 肾阴虚

【主症】经乱无期，量多或淋漓不尽，色鲜红质黏稠，腰膝酸软，头晕耳鸣，五心烦热，盗汗。舌红，少苔或无苔，脉细数。

【治法】滋阴补肾，止血固冲。

【方药】左归丸合二至丸。

2.脾虚

【主症】经血非时而至，崩中继而淋漓不断，色淡质稀，面色苍白，少气懒言，倦怠乏力，纳呆，便溏，面浮肢肿，或四肢不温。舌淡，脉沉弱。

【治法】补气健脾，摄血固冲。

【方药】固本止崩汤。

3.血热

【主症】经血非时而下，量多如崩，或淋漓不净，色鲜红质稠，面红口渴，烦热，小便黄赤，大便干结。舌红苔黄，脉洪数或滑数。

【治法】清热凉血，止血调经。

【方药】清热固经汤。

4.血瘀

【主症】经血非时而下，量多或少，淋漓不断，色紫黑有块，小腹刺痛或胀痛拒按。舌紫黯，有瘀点或瘀斑，脉涩或弦涩。

【治法】活血化瘀，止血调经。

【方药】逐瘀止血汤合失笑散。

（三）其他疗法

（1）急重症处理。

①药物止血。肾虚崩漏，固经丸；血热崩漏：断血流片；血瘀崩漏：血竭胶囊、三七胶囊。

②针灸止血。断红穴：手背第1、2掌骨之间，指端下1寸，先针后灸，留针20min，每日2～3次。灸神阙穴、隐白穴、大敦穴，每次20min，每日2～3次。耳穴：子宫、卵巢、神门、肝、脾等穴，每次2～3穴，王不留行子胶布贴敷，每日按压4～5次。

③西药或手术治疗。大失血者宜输血；功能性子宫出血可激素治疗；诊断性刮宫可刮取组织送病理检查，并且刮净子宫内膜可达到止血目的。

（2）针灸疗法。肾虚：针肾俞穴、关元穴、子宫穴、三阴交穴。肾阳虚宜针用补法加灸；肾阴虚针用补法，或平补平泻法。血热：针三阴交穴、血海穴、隐白穴、曲池穴，用泻法。血瘀：针中极穴、气冲穴、隐白穴、三阴交穴、血海穴、膈俞穴，用泻法。

（3）常用中成药。脾虚崩漏：归脾丸。血瘀崩漏：云南白药。

九、经断前后诸证

妇女在绝经期前后，随着月经紊乱或绝经，出现烦躁易怒、烘热汗出、头晕耳鸣、心悸失眠、腰背酸痛、面浮肢肿、皮肤蚁走样感、情志不宁等症状，称为"经断前后诸证"或"绝经前后诸证"。这些证候往往参差出现，轻重不一，持续时间短者仅数月，长者迁延数年。

讨论范围包括西医学中围绝经期综合征、卵巢早衰，或双侧卵巢切除，或放射治疗后功能衰竭等疾病。

（一）诊断要点

发病年龄多在45～55岁，月经停闭或紊乱，有烘热汗出、烦躁易怒、眩晕耳鸣、心悸失眠、腰背酸痛、面浮足肿、皮肤蚁走样感等症状。

妇科检查子宫正常大小或偏小，外生殖器开始萎缩、子宫、乳腺组织等也开始萎缩。

辅助检查血中雌二醇（E2）、黄体生成激素（LH）、促卵泡激素（FSH）、催乳素（PRL）等值，LH、FSH增高，E2、PRL减少，FSH/LH>1，绝经后E2水平周期性变化消失。

（二）辨证治疗

1.肾阴虚

【主症】眩晕耳鸣，面部烘热，汗出口干，五心烦热，腰膝酸软，月经先期或先后不定期，经色鲜红，量或多或少，或皮肤干燥，瘙痒，溲黄便干。舌红少苔，脉细数。

【治法】滋补肾阴、佐以潜阳。

【方药】六味地黄丸加味。

2.肾阳虚

【主症】形寒肢冷，腰膝酸软，面色晦暗，精神萎靡，或面浮肢肿，夜尿频多，或月经量多，色淡或暗，或带下清稀。舌淡，或胖嫩，边有齿痕，脉沉细或沉迟无力。

【治法】温补肾阳。

【方药】右归丸去当归、制附子，加仙茅、淫羊藿、巴戟天。

3.阴阳俱虚

【主症】绝经前后，月经紊乱，腰背冷痛，头晕耳鸣，乍寒乍热，汗出恶风，健忘，面部烘热。舌淡，苔薄白，脉沉细。

【治法】调补阴阳。

【方药】二仙汤合二至丸加龙骨、生牡蛎。

（三）其他疗法

（1）针灸疗法。肾阴虚：肾俞穴、足三里穴、三阴交穴、太冲穴。肾阳虚：肾俞穴、关元穴、中极穴。阴阳两虚：肾俞穴、足三里穴、三阴交穴、关元穴、中极穴。用补法。

（2）推拿疗法。肾阴虚：捏拿揉足三阴经，点颤内关穴、神门穴；肾阳虚：捏拿揉足三阳经，点颤内关穴、神门穴。

（3）常用中成药。肝肾阴虚：杞菊地黄丸。

十、带下病

带下病是指带下量明显增多，色、质、气味异常，或伴有全身或局部症状。本病在古代称"白沃""赤沃""白沥"等。健康的女子随发育成熟，阴道内有少量无色无臭的带下分泌，以润泽阴道，属生理性带下。带下量多，色、质、气味异常，伴有局部或全身症状者，病理性带下。

讨论范围包括西医学中的宫颈炎、阴道炎、盆腔炎等疾病。

（一）诊断要点

带下量多，并伴有带下色、质、气味的异常，或伴有阴部瘙痒、灼热疼痛，或兼尿频、尿痛、小腹腰骶痛等。

妇检可见各类阴道炎、宫颈炎、盆腔炎等炎症体征。

阴道分泌物涂片检查，或可见滴虫、白色念珠菌及其他病原体。必要时进行宫颈拭子病原体培养、B超检查或可发现盆腔炎、盆腔肿瘤等。

（二）辨证治疗

1.脾虚湿困

【主症】带下量多，色白，质清稀，或黏稠，连绵不断，或如涕如唾，无臭，面色萎黄，神疲乏力，纳呆，便溏。舌淡胖，苔白腻，脉缓。

【治法】健脾益气，除湿止带。

【方药】完带汤。

2.肾虚失固

【主症】带下量多，色白，质清如水，淋漓不断，形寒肢冷，腰酸如折，小便清长，或夜尿频多，大便溏薄。舌淡，脉沉迟无力。

【治法】温肾固涩止带。

【方药】内补丸加减。

3.湿热下注

【主症】带下量多，色黄质稠，有臭味，或带下色白，呈豆渣样，阴部瘙痒，胸闷心烦，小腹疼痛，小便短赤。舌红，苔黄腻，脉濡数或滑数。

【治法】清热利湿止带。

【方药】止带方。

4.阴虚夹湿

【主症】赤白带下量少，质黏稠或有臭味，阴部干涩，灼热瘙痒，腰膝酸软，头晕耳鸣，失眠多梦，咽干口燥，五心烦热，或面部烘热。舌红，少苔或无苔，脉细。

【治法】滋阴补肾，清热除湿。

【方药】知柏地黄丸。

5.湿毒蕴结

【主症】带下量多，黄绿如脓，或赤白相兼，或五色夹杂，秽臭难闻，小腹或腰骶酸痛，口苦咽干，小便短赤，大便干结。舌红，苔黄腻，脉滑数。

【治法】清热解毒除湿。

【方药】五味消毒饮。

（三）其他疗法

（1）外治法。黄带：蛇床子30g，地肤子30g、黄柏30g、白花蛇舌草40g，水煎坐浴。白带：川椒30g、土槿皮30g、苍术30g，水煎坐浴。湿热带下：洁尔阴泡腾片，每晚塞入阴道1片，10天为1个疗程，经期停用。

（2）热熨法。用激光、电灼等作用于宫颈病变局部，使病变组织凝固、坏死、脱落，促使修复、愈合，达到治疗目的。适用于宫颈炎带下量多者。

（3）针灸疗法。脾虚湿困：针气海穴、带脉穴、脾俞穴、三阴交穴，用补法，并灸。肾虚失固：针关元穴、命门穴、肾俞穴、带脉穴、足三里穴，用补法，并重施灸法。湿毒蕴结：针中极穴、阴陵泉穴、带脉穴、次髎穴，用泻法或平补平泻。

（4）常用中成药。湿热下注：龙胆泻肝片。阴虚夹湿：知柏地黄丸。肾虚失固：乌鸡白凤丸。肾虚带下：白带丸。

十一、妊娠恶阻

妊娠早期出现恶心呕吐、头晕厌食、恶闻食味、甚则食入即吐，称为妊娠恶阻。又称"妊娠呕吐""子病"等。如果妊娠早期出现厌食、择食、轻微恶心、头晕倦怠等症状，为早孕反应，一般不需治疗。讨论范围包括西医学中的妊娠呕吐。

（一）诊断要点

妊娠早期呕吐，以食后多见，伴厌食头晕，倦怠嗜睡，较重者，呕吐频繁，不能进食，吐出胆汁，甚则体重减轻，皮肤黏膜干燥，双眼凹陷，脉搏加快，以至嗜睡昏迷等。

孕期检查属于妊娠子宫。

妊娠试验阳性，血常规、电解质、肝肾功能检查有助于诊断和鉴别诊断。

（二）辨证治疗

1.脾胃虚弱

【主症】妊娠早期，恶心，呕吐清水，不能进食，或食后即吐，神疲思睡，四肢倦怠，脘腹胀闷，舌淡苔白，脉缓滑无力。

【治法】健脾和胃，降逆止呕。

【方药】香砂六君子汤。

2.肝胃不和

【主症】妊娠早期，呕吐苦水或酸水，口苦咽干，胸胁满闷，嗳气叹息，头晕目眩。舌红苔黄，脉弦滑。

【治法】疏肝和胃，降逆止呕。

【方药】苏叶黄连汤。

3.痰滞中焦

【主症】妊娠早期，恶心呕吐，不思饮食，呕吐痰涎，口淡不欲饮，脘闷肢重，或形体肥胖。舌淡胖，苔白腻，脉缓滑无力。

【治法】化痰降逆，健脾祛湿。

【方药】二陈汤。

（三）其他疗法

（1）针灸疗法。脾胃虚弱：针足三里穴、内关穴、中脘穴、公孙穴，用补法。肝胃不和：针内关穴、太冲穴、中脘穴、足三里穴、膻中穴，用泻法。痰滞中焦：针阴陵泉穴、足三里穴、丰隆穴、中脘穴、幽门穴，用平补平泻法。

（2）常用中成药。脾胃虚弱：补中益气丸。

十二、妊娠腹痛

妊娠期间，出现小腹疼痛，反复发作，称为妊娠腹痛。亦称为胞阻。讨论范围包括西医学中先兆流产出现的腹痛。

（一）诊断要点

妊娠期间，以小腹疼痛为主症，或隐隐作痛，或小腹冷痛，或连及胸胁胀痛，可反复发作。

孕期检查妊娠子宫，大小如停经月份，腹部柔软不拒按。

必要时做血常规、B超等检查，以排除其他原因导致的腹痛。

（二）辨证论治

1.血虚

【主症】妊娠后小腹绵绵作痛，按之痛减，面色萎黄，或心悸失眠。舌淡苔白，脉细滑。

【治法】补血养血，安胎止痛。

【方药】当归芍药散。

2.气郁

【主症】妊娠后小腹胀痛，或胸胁胀满，或情志抑郁，烦躁易怒，暖气叹息。舌红苔薄黄，脉弦滑。

【治法】疏肝解郁，安胎止痛。

【方药】逍遥散。

3.虚寒

【主症】妊娠期间，小腹冷痛，喜温喜按，畏寒肢冷，面色苍白，纳少便溏，倦怠乏力。舌淡苔白，脉沉弱无力。

【治法】温阳散寒，养血暖宫。

【方药】胶艾汤。

（三）其他疗法

（1）针灸疗法。血虚：针刺足三里穴、三阴交穴、内关穴、阴陵泉穴，用补法。虚寒：灸足三里穴，用补法。

（2）常用中成药。气血亏虚：乌鸡白凤丸。

十三、胎漏、胎动不安

妊娠期间，阴道少量出血，时出时止或淋漓不断，而无腰酸腹痛，小腹坠胀者，称胎漏。亦称"胞漏"或"漏胎"。妊娠期出现腰酸腹痛、胎动下坠，或伴有阴道少量出血者，称为胎动不安。讨论范围包括西医学中的先兆流产、先兆早产。

（一）诊断要点

妊娠期间，阴道出现少量出血，时下时止，无腰酸腹痛者，为胎漏；腰酸下腹坠胀，或伴有不规则阴道少量出血者，为胎动不安。

孕期检查阴道少量出血来自宫腔，子宫口关闭，羊膜囊未破，子宫大小与停经月份相符。

妊娠试验阳性、B超检查提示孕囊在宫腔内，胎芽大小符合妊娠月份。

（二）辨证治疗

1.肾虚

【主症】妊娠期间，阴道少量出血，色淡暗，腰膝酸软，小腹坠痛，或头晕耳鸣，小便频数，夜尿增多，甚至失禁，或曾屡次堕胎。舌淡苔白，脉沉滑无力。

【治法】固肾安胎，佐以益气。

【方药】寿胎丸加减。

2.气血虚弱

【主症】妊娠期间，阴道少量出血，色淡质稀，腰酸，小腹空坠隐痛，面色苍白，神疲乏力，心悸气短。舌淡苔白，脉细滑无力。

【治法】补气养血，固肾安胎。

【方药】胎元饮加减。

3.血热

【主症】妊娠期间，阴道出血，色鲜红，质稠，腰腹坠胀疼痛，面赤心烦，口干咽燥，小便短赤，大便干结。舌红，苔薄黄，脉滑数。

【治法】清热凉血，固冲安胎。

【方药】保阴煎加减。

4.外伤

【主症】妊娠期间，跌仆闪挫，腰酸腹痛，阴道出血，色暗红，或胎动下坠。舌质正常，脉滑无力。

【治法】益气和血，固肾安胎。

【方药】加味圣愈汤。

（三）其他疗法

（1）针剂疗法。气血虚弱：针刺足三里穴、三阴交穴、大敦穴、隐白穴，灸百会，均用补法。

（2）单方验方。虚症：以苎麻根15g、红枣15枚。先煎苎麻根，去渣，加入红枣。饮汤，吃枣。

十四、堕胎、小产、滑胎

妊娠12周内胚胎自然殒堕者，称为堕胎。妊娠12～28周内胎儿已成形而自然殒堕者，称为"小产"或"半产"。堕胎或小产连续发生3次或3次以上，称为滑胎。讨论范围包括西医学中早期流产、晚期流产、习惯性流产。

（一）诊断要点

（1）妊娠12周内，出现阴道出血，腹痛加剧，胚胎自然殒堕，为堕胎。妊娠12～28周内，出现小腹阵痛，逐渐加剧，继而阴道出血，或有羊水溢出，胎儿自然殒堕，为小产。

（2）孕期检查。

①堕胎：妇科检查可见子宫口开大，血白宫腔流出，或子宫口有胚胎组织嵌顿，子宫大小与停经月份相符或略小，为胎坠难留之象；若有胚胎组织排出，子宫体小于停经周数，子宫出血持续不止，宫口松弛，为胎坠不全；若胚胎排出后，宫口已闭合，出血少或停止，子宫大小正常，为胎坠完全。

②小产：胎动停止，胎心消失，或妇科检查子宫口已开大，胎膜暴露于子宫口或有羊水流出，或胎物阻塞于子宫口内，为小产先兆；若胎物排出残缺不全，子宫口仍开大，子宫体小于妊娠周数，为小产不全；如胎物排出完全，宫口闭合，子宫体缩小，为小产完全。

（3）B超检查有助诊断。

（二）辨证治疗

1.堕胎、小产

【主症】妊娠早期阴道出血量多，色红有块，小腹下坠或阵阵作痛，或有胎块排出，为堕胎之象。妊娠12周后，小腹剧痛下坠，阴道出血量多或大出血，为小产之兆。常伴心悸气短，面色苍白，头晕眼花，胸闷汗出，脉细涩或弦滑。

【治法】活血化瘀，养血止血。

【方药】生化汤加红花、益母草、牛膝。

2.滑胎

（1）脾肾亏虚。

【主症】屡孕屡堕，或定期而堕，或滑胎后难于再孕，体质虚弱，精神不振，腰膝酸软，头晕耳鸣，夜尿频多。舌淡苔白，脉沉弱。

【治法】补肾健脾，养血安胎。

【方药】补肾固冲丸。

（2）气血亏虚。

【主症】屡孕屡堕，面色萎黄，身体乏力，心悸气短。舌淡，苔薄白，脉细弱。

【治法】益气养血安胎。

【方药】泰山磐石散。

（三）其他疗法

（1）针灸疗法。堕胎、小产患者可针刺三阴交穴、足三里穴，使针感放射到下腹部，或灸三阴交穴，用泻法。

（2）常用中成药。脾肾亏虚、气血亏虚：可用滋肾育胎丸。

十五、妊娠肿胀

妊娠中晚期肢体、面目肿胀，甚则遍身浮肿，小便短少者，称为妊娠肿胀，亦称"子肿"。若妊娠七八月以后，只见脚部浮肿，休息后可缓解或消失，无其他不适，为妊娠晚期常见现象，可不必治疗，产后自消。讨论范围包括西医学中妊娠高血压综合征轻症单纯性肿胀等。

（一）诊断要点

妊娠中后期出现肢体、面目肿胀。

孕期检查双下肢对称性水肿，临床上以"+"表示严重程度。踝部及小腿有明显凹陷性水肿，休息后不消退，以"+"表示；水肿延至大腿，以"++"表示；水肿延及外阴及腹部，以"+++"表示；全身水肿或伴腹水为"++++"。有的患者表面水肿不明显，而体重增加明显，每周递增超过0.5kg，称为隐性水肿。

血压可正常，尿液分析正常或有蛋白高，眼底检查正常。B超检查可了解胎儿及羊水等情况。

（二）辨证治疗

1.脾虚

【主症】妊娠数月，四肢面目浮肿，或遍身俱肿，皮薄而亮，按之凹陷，腹胀，懒言，纳呆，面色淡黄。舌淡胖大，边有齿痕，苔白腻，脉缓滑无力。

【治法】健脾理气，利水消肿。

【方药】白术散。

2.肾虚

【主症】妊娠数月，四肢面目浮肿，下肢尤甚，按之没指，形寒肢冷，腰膝酸软，心悸气短，小便不利。舌淡苔白滑，脉沉细或沉迟。

【治法】温阳补肾，利水消肿。

【方药】真武汤。

3.气滞

【主症】妊娠数月，先有脚肿渐至腿部肿胀，皮色不变，随按随起，胸胁胀满，食少纳呆，头晕胀痛。苔薄腻，脉弦滑。

【治法】理气行滞，化湿消肿。

【方药】天仙藤散合四苓散。

（三）其他疗法

（1）针灸疗法。脾肾亏虚：针刺足三里穴、三阴交穴、肾俞穴、脾俞穴，灸足三里穴，用补法。

（2）常用中成药。肾虚：济生肾气丸。

（3）单方验方。鲤鱼冬瓜煲：脾虚患者可用鲤鱼1条，冬瓜100g。将鲤鱼、冬瓜洗净，锅中放入适量清水，加热煮熟，加少许盐调味，吃鱼喝汤，连服5～7次。

十六、产后恶露不绝

产妇恶露持续3周以上仍淋漓不断，为恶露不绝，又称为"恶露不尽""恶露不止"。正常恶露，初为红色，继则逐渐变淡，无特殊臭味，持续3周左右干净。但也有1个月左右干净者，如果无异常，不作病论。血性恶露持续3周以上，仍然淋漓不尽，应视为异常。

讨论范围包括西医学中产后子宫复旧不全、晚期产后出血、胎盘胎膜残留等。

（一）诊断要点

产后血性恶露超过3周，淋漓不断。

妇科检查子宫较大而软，常有轻度压痛，宫口松弛，可有血块或残留组织。

辅助检查血象可呈贫血或炎性改变，盆腔B超检查，了解子宫复旧及是否有残留组织，宫内刮出物检查，可以明确诊断。

（二）辨证治疗

1.气虚

【主症】产后恶露过期不止，量多，或淋漓不断，色淡红，质清稀，无臭味，精神倦怠，小腹空坠，少气懒言。舌淡，脉虚弱或细弱。

【治法】补气养血，摄血止血。

【方药】补中益气汤。

2.血热

【主症】恶露过期不止，量多，色深红，质黏稠，有臭味，面色潮红，口干咽燥。舌红少苔，脉细数。

【治法】养阴清热，凉血止血。

【方药】保阴煎。

3.血瘀

【主症】产后恶露淋漓，涩滞不畅，量少，色紫黯有块，小腹疼痛拒按，块下痛减。舌紫黯，有瘀点或瘀斑，脉弦涩。

【治法】活血化瘀，调经止血。

【方药】生化汤合失笑散。

（三）其他疗法

（1）针灸疗法。气虚：针关元穴、足三里穴、三阴交穴、子宫穴、百会穴，用补法，并灸。血海穴。血热：针阴郄穴、陷谷穴、中极穴、气海穴、血海穴，用泻法。血瘀：针中极穴、石门穴、地机穴、血海穴、次髎穴，用泻法。

（2）常用中成药。血瘀证：桂枝茯苓胶囊。

十七、产后发热

产褥期内，发热持续不退，或突然高热寒战，并伴有其他症状者，称为产后发热。

讨论范围包括西医学中的产褥期感染。

（一）诊断要点

产褥期内，特别是新产后，出现发热，可持续高热，或高热寒战，或发热恶寒，或低热不退，常伴有恶露异常及小腹疼痛。

妇科检查可出现生殖器官局部感染的体征。如外阴、阴道、宫颈红肿，子宫压痛明显，附件增厚有压痛或触及肿块，恶露臭秽。

血、尿常规，分泌物涂片检查，以及B超、彩色多普勒超声、CT、MRI等检测，有助于对感染形成的炎性包块、脓肿及静脉血栓做出定性定位的诊断。

（二）辨证治疗

1.感染邪毒

【主症】产后高热寒战，热势不退，小腹疼痛拒按，恶露量多或少，色紫黯，或如败脓，有臭味，烦躁口渴，小便短赤，大便秘结。舌红苔黄，脉弦数有力。

【治法】清热解毒，凉血化瘀。

【方药】解毒活血汤。

2.外感

【主症】产后恶寒发热，头身疼痛，无汗，鼻塞流涕或咳嗽，恶露正常，无下腹痛。舌苔薄白，脉浮紧。

【治法】养血祛风，散寒解表。

【方药】荆防四物汤。

3.血瘀

【主症】产后寒热时作，恶露不下或量少，色紫黯有块，小腹疼痛拒按。舌紫黯或有瘀点，脉弦涩。

【治法】活血化瘀。

【方药】生化汤。

4.血虚

【主症】产后失血过多，身有微热，头晕目眩，心悸失眠，恶露或多或少，色淡质稀，小腹绵绵作痛，手足麻木。舌淡，脉微数。

【治法】补血益气，和营退热。

【方药】八珍汤。

（三）其他疗法

（1）针灸疗法。外感发热：针刺合谷穴、曲池穴、大椎穴、列缺穴，用泻法。血虚发热：灸足三里穴、血海穴。

（2）常用中成药。风寒湿型：藿香正气软胶囊。风热型：银翘散。

（3）中药针剂。外感发热：柴胡注射液。

十八、产后身痛

产妇在产褥期间，出现肢体关节酸痛、麻木、重着者，称为"产后身痛"，或称"产后关节痛"。俗称"产后风"。

（一）诊断要点

产妇在产褥期间出现肢体关节酸痛、麻木、重着，关节活动不利，甚则肿胀。

妇科检查无异常发现。

关节活动度降低，或肿胀，可进一步做红细胞沉降率、抗链"O"、X线片等检查协助鉴别诊断。

（二）辨证治疗

1.血虚

【主症】产褥期间，全身肢体关节疼痛，或酸楚，麻木，头晕心悸，面色萎黄。舌淡，脉细无力。

【治法】补血益气，和络止痛。

【方药】黄芪桂枝五物汤。

2.风寒

【主症】产后周身关节疼痛剧烈，屈伸不利，或痛无定处，得热则舒，或肢体麻木重着，步履艰难，或恶风。舌淡苔白，脉浮紧。

【治法】养血祛风，散寒除湿。

【方药】独活寄生汤。

3.血瘀

【主症】产后周身关节刺痛，按之痛甚，恶露量少色暗，小腹疼痛。舌紫黯，脉涩。

【治法】养血活络，祛瘀止痛。

【方药】身痛逐瘀汤。

（三）其他疗法

（1）针灸疗法。风寒：针风池穴、曲池穴、内关穴、合谷穴，用泻法。

（2）常用中成药。风寒痹证：大活络丸。气血肝肾亏虚：再造丸。

十九、缺乳

产妇在哺乳期内，乳汁甚少或全无，称为缺乳，亦称"乳汁不足"，或"乳汁不行"。缺乳多发生在产后2~3天至一周内，也可发生在整个哺乳期。可引起缺乳。

（一）诊断要点

产妇在哺乳期乳汁甚少或全无。

乳房柔软，无胀痛，挤压乳汁点滴而出，乳汁清稀；或乳房胀痛结块，挤压乳汁，疼痛难出；注意是否有乳头缺陷或皲裂。

辅助检查无特殊征象。

（二）辨证治疗

1.气血虚弱

【主症】产后乳汁量少，清稀或全无，乳房柔软，无胀痛感，面色无华，神疲纳呆。舌淡，苔薄白，脉细弱。

【治法】补气养血通乳。

【方药】通乳丹加减。

2.肝郁气滞

【主症】产后乳汁难出量少，乳汁浓稠，乳房胀硬而痛，精神抑郁，胸胁脘腹胀闷，纳呆。舌苔薄黄，脉弦或弦数。

【治法】疏肝解郁、通络下乳。

【方药】下乳涌泉散。

（三）其他疗法

（1）针灸疗法。气血虚弱：针少泽穴、足三里穴、膻中穴、乳根穴、脾俞穴，用补法，加灸。肝郁气滞：少泽穴、内关穴、太冲穴、膻中穴、乳根穴，用泻法。

（2）耳针疗法。取乳腺、胸、内分泌、皮质下，留针10~15min，每日1次。

（3）药物外敷。橘皮煎水热敷乳房，或用芙蓉花煎水熏洗乳房。

（4）推拿疗法。气血虚弱：以拇指点按膈俞穴、脾俞穴。肝气郁结：以双手拇指点按肝俞穴。

第三节 儿科

一、肺炎喘嗽

肺炎喘嗽以发热咳嗽、气急鼻翕、痰涎上壅，甚则涕泪闭塞、面色苍白、张口抬肩为临床表现，是小儿肺部疾患中常见的一种病症。为感受外邪，郁闭肺络所致。讨论范围包括西医学中的支气管肺炎、间质性肺炎、大叶性肺炎等病。

（一）诊断要点

发病较急。轻症仅有发热咳嗽、喉间痰鸣，重症则呼吸急促、鼻翼翕动。

病情严重时，喘促不安，烦躁不宁，面色苍白，唇口青紫发绀。

初生儿患本病时，仅见不乳，神萎，口吐白沫，而无本病上述典型症状。

肺部听诊可闻及细湿啰音。

X线检查见肺纹增多、紊乱，肺部透亮度降低或增强，可见小片状、斑片状阴影，也可出现不均匀的大片阴影。

实验室检查：细菌引起的肺炎，白细胞总数较高。中性粒细胞增多。若由病毒引起，白细胞总数减少、稍增或正常。

（二）辨证治疗

1.风寒闭肺

【主症】恶寒发热，呛咳气急，咳喘痰鸣，无汗不渴，痰白而稀，舌苔薄白或白腻，质不红，指纹青，多在风关，脉象浮紧。年龄较长的儿童，常自诉恶寒体痛。此证多见于气候严寒季节。

【治法】辛温开肺。

【方药】三拗汤加减。

2.风热闭肺

【主症】风温闭肺的轻症主常见发热恶风，咳嗽气促，微有汗出，口渴痰多，咽部红赤，舌苔薄白微黄，脉象浮数。重症则见高热不退，咳嗽频频，气急鼻翕，喉中痰鸣，口渴烦躁，面色红赤，小便黄少，舌苔黄，质红而干，脉象浮数而滑。

【治法】轻症辛凉轻剂，宣肺化痰。重症辛凉重剂，化痰定喘。

【方药】轻症用银翘散，重症可选用麻杏石甘汤。

3.痰热闭肺

【主症】壮热烦躁，咳嗽而喘，呼吸困难，气急鼻翕，口唇发绀，面赤口渴，喉间痰鸣，胸闷胀满。舌质红，苔黄腻，脉象弦滑。

【治法】清热宣肺，涤痰定喘。

【方药】五虎汤合葶苈大枣泻肺汤。

4.阴虚肺热

【主症】潮热盗汗，面色潮红，口唇樱赤，干咳无痰或少痰。舌苔光剥，质红而干，脉象细数。

【治法】养阴清肺。

【方药】沙参麦冬汤加减。

5.肺脾气虚

【主症】低热起伏不定，面色不华，容易汗出，咳嗽无力，喉中痰鸣，气喘不甚明显，精神疲倦不振，消瘦纳呆，大便溏薄。舌苔白滑、质偏淡，脉细无力，指纹色淡。

【治法】益气健脾，肃肺化痰。

【方药】人参五味子汤加减。

6.变证

(1) 心阳虚衰。

【主症】突然面色苍白而青，口唇发紫，呼吸浅促，额汗不温，四肢厥冷，虚烦不安，右胁下肿块短时间内增大，甚者可见呼吸不整，时快时慢等。舌苔薄白，质略紫，脉象微弱疾数。

【治法】温补心阳，救逆固脱。

【方药】参附龙牡救逆汤。

（2）内陷厥阴。

【主症】壮热神昏，烦躁谵语，四肢抽搐，口噤项强，两目上视，呼吸浅促微弱，或间歇叹息。舌质红绛，指纹青紫，可达命关，或透关射甲。

【治法】平肝息风，清心开窍。

【方药】羚角钩藤汤合牛黄清心丸加减。

（三）其他疗法

（1）敷贴疗法。适用于肺炎后期迁延不愈或痰多，两肺湿啰音经久不消失者。白芥子末、面粉各30g，加水调和，用纱布包后，敷贴背部，每日1次，每次约15min，出现皮肤发红为止，连敷3日。或用大黄、芒硝、大蒜各15～30g，敷胸，纱布包，如皮肤未出现刺激反应，可连用3～5日。

（2）针灸疗法。针刺定喘、丰隆、平喘、肺俞、膻中等穴，对控制喘憋症状有一定疗效，每日1次。痰热闭肺加少商穴、曲池穴、中脘穴；阳气虚脱加气海穴、关元穴、百会穴。隔姜灸人中穴、百会穴、神阙穴、气海穴，有回阳固脱的作用。

（3）拔罐疗法。取肩胛骨下部，一般为双侧，若湿啰音明显局限于单侧，可单独在患侧拔罐，要避免起泡。每次5～10min，每日1次，5日为1个疗程。治疗肺炎后期湿啰音不消失者。

（4）常用中成药。热毒闭肺：清开灵口服液、清开灵注射液。

（5）单方验方。青黛3g，白果、地骨皮、车前子、陈皮各9g。每日1剂，分2～3次服。适用于细菌性肺炎。板蓝根、大青叶、金银花各15g，百部、桑白皮各6g，玄参9g，甘草3g。每日1剂，分2～3次服。适用于病毒性肺炎。

二、惊风

惊风是小儿时期常见的危重急症之一。系由多种原

因及多种疾病引起，临床以颈项强直，四肢抽搐，甚至
角弓反张，或伴神昏为特征的证候。本病发病无明显的
季节性，一般以1～5岁的小儿为多见，年龄越小，发病
率越高。其症情往往比较凶险，变化迅速，威胁小儿生
命。临床上可归纳为四证、八候。四证是指热、痰、
风、惊；八候即搐、搦、颤、掣、反、引、窜、视。由
于发病有急有缓，证候表现有虚有实，有寒有热。凡起
病急暴，属阳属实者，统称急惊风；病久中虚，属阴属
虚者，统称"慢惊风"。西医学中的小儿惊厥可参考本
症的辨证论治。

（一）**诊断要点**

或突然发病，临床可见四证、八候；或起病缓慢，病
程较长，症见面色苍白，嗜睡无神，抽搐无力，时作时
止，或两手颤动，筋惕肉𠌋，脉细无力。

有接触疫疠史，或暴受惊恐史；或有呕吐、腹泻、急
惊风、解颅、佝偻病等病史。

中枢神经系统感染，脑脊液检查有阳性改变，神经系
统检查出现病理性反射。属于细菌引起的脑炎、脑膜炎，
周围白细胞及中性粒细胞可增高。

根据不同疾病出现的证候，结合化验、脑电图及其他
检查，明确原发疾病。

（二）**辨证论治**

1.急惊风

急惊风的特征是热、痰、风、惊四证并出，而热、
痰、风、惊又是致病因素和病机转归，相互影响、互为因
果。因此，治惊必须豁痰，豁痰必须祛风，祛风必须解
热，解热必须祛邪。故对外感时邪引起的急惊风，清热、
豁痰、镇惊、息风为其治疗原则。而食滞、惊恐所引起的
急惊风，热象不明显时，在治疗上应有所区别。

（1）感受风邪。

【主症】多见于冬春季节，起病急。症见发热，头痛，咳嗽，流涕，咽红，烦躁，神昏，惊厥。舌苔薄黄，脉象浮数。

【治法】疏风清热，息风镇惊。

【方药】银翘散加减。

（2）感受暑邪。

【主症】多见于盛夏炎热季节。症见壮热多汗，头痛项强，恶心呕吐，烦躁昏睡，四肢抽掣，惊厥不已。舌苔黄腻，脉象洪数。

【治法】祛暑清热，开窍镇惊。

【方药】清瘟败毒饮。

（3）气营两燔。

【主症】起病急骤，高热，烦躁，口渴，谵妄，神昏，惊厥。苔黄糙，舌质深红或绛，脉数有力。

【方药】白虎汤合紫雪丹。

（4）湿热疫毒。

【主症】起病急骤，突然壮热，神志昏迷，或烦躁谵妄，反复抽搐，惊厥不已，呕吐腹痛，大便腥臭或夹脓血。舌苔黄腻质红，脉象滑数。

【治法】清热化湿，解毒息风。

【方药】黄连解毒汤。抽搐频繁者，加钩藤、全蝎镇惊息风；呕吐者可加服玉枢丹辟秽解毒。

（5）痰食惊风。

【主症】先见纳呆，呕吐，腹痛，便秘，以及痰多等证，继而发热神呆，迅即出现昏迷痉厥，喉间痰鸣，腹部胀满，呼吸气粗。舌苔黄厚而腻，脉象弦滑。

【治法】消食导滞，涤痰镇痉。

【方药】保和丸合玉枢丹。

（6）惊恐痉厥。

【主症】面色时青时赤，频作惊惕，甚则痉厥，偶有发热，大便色青，舌苔无异常变化，脉象多见数乱。

【治法】镇惊安神。

【方药】抱龙丸、安神丸。

2.慢惊风

慢惊风一般属于虚证，多起病缓慢。由于形成的原因不同，因而在症状上亦有所差异，既有虚寒，虚热之分，亦有虚中夹实之别。慢惊风的治疗，重在治本，以温中健脾、温阳逐寒、育阴潜阳、柔肝息风为主。

（1）土虚木亢。

【主症】形神疲惫，面色萎黄，不欲饮水，嗜睡露睛，大便稀薄，色带青绿，时有腹鸣，四肢不温，足跗及面部有轻度浮肿，神志不清，时或抽搐。舌苔白，舌质淡，脉象沉弱。

【治法】温运脾阳，扶土抑木。

【方药】缓肝理脾汤加减。

（2）脾肾阳衰。

【主症】面色苍白或灰滞，囟门低陷，精神极度萎顿，沉睡昏迷，口鼻气凉，额汗涔涔，抚之不温，四肢厥冷，手足蠕蠕震颤，大便澄澈清冷。舌质淡，舌苔薄白，脉象沉细无神。

【治法】温补脾肾，回阳救逆。

【方药】固真汤加减。

（3）阴虚风动。

【主症】虚烦疲惫，面色潮红，身热消瘦，手足心热，肢体拘挛或强直，时或抽搐，大便干结，舌光无苔，质绛少津，脉象细数。

【治法】育阴潜阳，滋水涵木。

【方药】大定风珠加减。

（三）其他疗法

（1）针灸疗法。惊厥：取穴人中、合谷、内关、太冲、涌泉、百会、印堂。高热：取穴曲池、大椎或十宣放血。痰鸣：取穴丰隆。牙关紧闭：取穴下关、颊车。脾阳虚弱或脾肾阳虚：取穴大椎、脾俞、命门、关元、气海、百会、足三里。

（2）推拿疗法。急惊风欲作时大敦穴拿之，或鞋带穴拿之。惊厥发作时身向前曲即将委中穴向下掐住，若身向后仰，即将膝上鬼眼穴向下掐住。

三、厌食

厌食是指由于喂养不当，饮食失节而致脾胃运化不健引起小儿较长时期见食不贪，食欲不振，甚则拒食的一种常见病症。本病以1～6岁为多见，城市儿童发病率较高。发病无明显的季节性，但夏秋暑湿，可使症状加重。本病一般预后良好，若迁延不愈，水谷精微摄取不足，无以化生气血，可致全身消瘦，转为疳证。若因外感时邪，或因某些慢性疾病而出现的食欲不振者，则不属本病范围。西医学中的神经性厌食亦可参照本病的诊治。

（一）诊断要点

本病发病无明显的季节性，但夏秋暑湿当令，脾阳易受困遏，可使症状加重。城乡儿童均可发生，但以城市中发病率较高。

本病临床诊断，以长期见食不贪，并经排除其他急慢性消化系统疾病。其形体虽较消瘦，但无大便不调、脾气急躁、精神萎靡和腹膨作胀等疳证症状者。

面色少华，形体偏瘦，但精神尚好，活动如常。

有喂养不当史，如进食无定时定量，过食生冷、甘甜之物，吃零食及偏食等。

（二）辨证治疗

1.脾运失健

【主症】面色少华，不思纳食，或食物无味，拒进饮食，形体偏瘦，而精神状态一般无特殊异常，大小便均基本正常。舌苔白或薄腻，脉尚有力。

【治法】和脾助运。

【方药】曲麦枳术丸加减。

2.胃阴不足

【主症】不欲进食，口舌干燥，口干多饮而不喜进食，皮肤干燥，缺乏润泽，大便多干结，小便黄赤。舌苔多见光剥，亦有光红少津者，质偏红，脉细。

【治法】养胃育阴。

【方药】养胃增液汤。

3.脾胃气虚

【主症】食欲不振，少食懒言，精神较差，面色萎黄，厌食、拒食，若稍进饮食，则大便中夹有不消化残渣，或大便不成形，容易出汗。舌苔薄净或薄白，脉无力。

【治法】健脾益气。

【方药】参苓白术散加减。

（三）其他疗法

（1）推拿治疗。推补脾穴5min，揉一窝风3min，分阴阳2min，逆运内八卦3min，推四横纹4min，推清河水1min。每日1次，14日为一个疗程，用于脾胃不和证。

（2）捏脊疗法。患儿俯卧，医者两手半握拳，两食指抵于患儿背脊上，再以两手拇指伸向食指前方，合力夹住肌肉提起，而后，食指向前，拇指向后推，作翻卷动作，两手同时向前移动，自长强穴起，一直捏到大椎穴即可，如此反复5次，捏第3次时，每捏3把，将皮肤提起1次。每日1次，连续6日为1个疗程，休息1天，再做第2个疗程。背脊皮肤感染及紫癜患儿禁用此法。

（3）常用中成药。脾胃不和证：曲麦枳术丸。脾胃气虚证：小儿健脾丸。

（4）单方验方。脾运失健轻症患儿，山楂片每服1～3片，或鸡内金粉每服1～2g，每日3次，有启脾、开胃的功效。苍术、山楂各10g，陈皮、鸡内金各6g，水煎服，每日分3～4次服，适用于脾胃不和证。

四、食积

食积是由于喂养不当，内伤乳食，停积脾胃，运化失健引起的以不思乳食，食而不化；腹胀嗳腐，大便不调为特征的一种病症。其临床表现主要为小儿不思饮食，脘腹胀痛，足冷腹热，呕吐酸馊，大便溏泄，臭如败卵或便秘。本病多见于婴幼儿，常在感冒、泄泻、疳证中合并出现。实证多病程短，脘腹胀痛拒按，或伴低热，哭闹不安；虚证或虚实夹杂证多病程较长，脘腹胀满喜按，神疲乏力，形体消瘦。食积与疳证等均有密切的关系。

西医学中的慢性消化不良、轻度营养不良症亦可参照本病的辨证治疗。

（一）诊断要点

本病可发生于一年四季，夏秋季节，气候炎热，食物容易变质腐烂，因而发病率较高。小儿任何年龄均可发病，但多见于婴幼儿。

乳食不思或少思，脘腹胀痛，呕吐酸馊，大便溏泄，臭如败卵或便秘。

烦躁不安，夜间哭闹或有发热等。

有伤乳、伤食史。

大便检查，有不消化食物残渣或脂肪球。

（二）辨证治疗

1.乳食内积

【主症】不思或少思饮食，面黄肌瘦，腹部胀实，或时有疼痛，或呕吐酸馊乳食，小便短黄或如米泔，大便酸臭或溏薄，夜卧不安，烦躁多啼，或兼发低热，肚腹热甚。舌红苔腻，脉象滑数，指纹紫滞。

【治法】消乳消食，导滞和中。

【方药】消乳丸或保和丸加减。

2.脾虚夹积

【主症】不思乳食，面色萎黄，消瘦无力，夜睡不安，食则饱胀，腹满，喜按喜俯卧，呕吐酸馊乳食，大便酸臭，每日2～3次，夹有乳片或食物残渣。唇舌色淡，舌苔白腻，脉沉细而滑或细弱，指纹青淡。

【治法】健脾助运，消补兼施。

【方药】健脾丸。

（三）其他疗法

（1）针灸治疗。取足三里，中脘、大肠俞、气海、脾俞、胃俞、建里、公孙等穴。每日1次，实证用泻法，虚中夹实证先泻后补。针刺四缝穴，有健脾消积的作用。

（2）捏脊疗法。见"厌食"的相关内容。

（3）常用中成药。脾虚夹积证：小儿香橘丹。脾虚夹积证：小儿健脾丸。

（4）单方验方。山楂3钱、鸡内金（鸡肫皮）一个，加半碗水煎煮取汁，饭前服，每日2次，连服3日，有开胃、助消化之功效。

五、泄泻

泄泻是由于外感六淫、内伤饮食、脾胃虚弱导致运化失常所致的，以大便次数增多，粪便稀薄或如水样为主要特征的一种病症。本病乃小儿最常见的疾病之一，尤以两岁以下的婴幼儿更为多见，年龄愈小，发病率愈高。本病虽四时均可发生，但以夏秋季节较多。南方冬季亦可发生，且往往引起流行。讨论范围包括西医学中的消化不良、小儿肠炎、秋季腹泻、肠功能紊乱等疾病。

（一）诊断要点

大便次数增多，每日3~5次或10次以上，色淡黄，或蛋花汤样，或色褐而臭，可有少量黏液，或伴有恶心呕吐、腹痛发热、口渴等症。

有乳食不节、饮食不洁或感受时邪病史。

重者泄泻及呕吐较严重，可见小便短少，体温升高，烦渴神萎，皮肤干瘪，囟门凹陷，目眶下陷，啼哭无泪，口唇樱红，呼吸深长及腹胀等症。

（二）辨证治疗

1.伤食泻

【主症】脘腹胀满，肚腹作痛，痛则欲泻，泻后痛减，粪便酸臭，或如败卵，大便稀烂夹有乳片或食物残渣，嗳气酸馊，或欲呕吐，不思乳食，夜卧不安。舌苔厚腻，或微黄。

【治法】消食化积。

【方药】保和丸。

2.风寒泻

【主症】泄泻清稀，色淡，多泡沫，臭气不甚，肠鸣腹痛，或兼恶寒发热。舌苔白腻。

【治法】疏风散寒，化湿止泻。

【方药】藿香正气散。

3.湿热泻

【主症】泻下稀薄，或如水注，急迫量多，粪色深黄而臭，时腹痛，食欲不振，或伴泛恶，肢体倦怠，发热或不发热，口渴，小便短黄。舌苔黄腻。

【治法】清热利湿。

【方药】葛根黄芩黄连汤。

4.脾虚泻

【主症】大便稀溏,易反复发作。多见食后作泻,色淡不臭,时轻时重,面色萎黄,肌肉消瘦,神疲倦怠。舌淡苔白。

【治法】健脾益气。

【方药】参苓白术散。

5.脾肾阳虚

【主症】久泻不止,食入即泻,粪质清稀,完谷不化,或见脱肛,形寒肢冷,面色苍白,精神萎靡,睡时露睛。舌淡苔白,脉象细弱。

【治法】补脾温肾。

【方药】附子理中汤。

（三）其他疗法

（1）针灸治疗。主穴:天枢、足三里、长强。配穴:呕吐加内关,腹胀加公孙,发热加曲池,偏虚寒加灸腹部。用于各种泄泻。

（2）推拿治疗。常用手法:运脾土,侧推大肠,运腹,运土入水,揉龟尾。热泻（包括伤食泻）加推上三关,退下六腑,推天河水,推腹阴阳。虚寒泻加揉脐,灸龟尾,手掌搓热按脐,用于各种泄泻。

（3）常用中成药。风寒泻:藿香正气水。湿热泻:红灵丹。

（4）单方验方。大蒜头1个,烧至皮焦蒜熟,再煎半碗汤,加红糖适量,一次服下,每日3次。

六、疳证

疳证是由于喂养不当,或受多种疾病的影响,使脾胃受损,气液耗伤而引起以形体消瘦、面黄发枯、精神萎靡或烦躁、饮食异常为特征的慢性病症。疳证初期症见面黄发稀,情绪不稳，厌食，形体消瘦；疳证发展出现形体明显消瘦，并有肚腹膨胀，烦躁激动，嗜食异物等；疳证后期则表现为极度消瘦，皮肤干瘪，大肉已脱，甚则突然虚脱。在干疳阶段可出现眼疳、心疳、疳肿胀等，皮肤出现紫癜为大肉已脱，甚则突然虚脱。本病起病缓慢，病程愈长，病情亦随之加重，严重影响小儿的正常生长发育，所以被列为小儿麻、痘、惊、疳四大要证之一。

本病相当于西医学中的小儿营养不良和多种维生素缺乏症，以及由此引起的并发症。此外，由于生理上的缺陷，如先天畸形的兔唇、先天腭裂、寄生虫病、肺痨及其他因长期患慢性病而引起的消瘦，均不属于疳证的范畴。

（一）诊断要点

（1）饮食异常，大便干稀不调，或肚腹膨胀等明显脾胃功能失调者。

（2）形体消瘦，体重低于正常值的15%～40%，面色无华，毛发稀疏枯黄。严重者形体干枯赢瘦，体重可低于正常值的40%。

（3）兼有精神不振，或好发脾气，烦躁易怒，或喜揉眉擦眼，或吮指磨牙等症。

（4）有喂养不当，或病后失调及长期消瘦病史。

（5）贫血者，血红蛋白及红细胞数都减少。出现肢体水肿，属营养不良性水肿者，血清总蛋白大多在45g/L以下，血清白蛋白大约在20g/L以下。

（二）辨证治疗

1.主证

（1）疳气。

【主症】形体略较消瘦，面色萎黄少华，毛发稍稀，多数病儿有厌食和食欲不振，或能食善饥，精神欠佳，易发脾气，大便或溏或秘。舌淡，舌苔薄或微黄，脉细。

【治法】消积导滞，和脾健运。

【方药】资生健脾丸。

（2）疳积。

【主症】疳积为疳之较重者，形体明显消瘦，肚腹膨胀，甚则青筋暴露，面色萎黄，毛发稀黄，精神不振，或烦躁激动，睡眠不宁，或揉眉挖鼻，动作异常，食欲减退，或多吃多便。舌淡，苔白腻，脉沉数。

【治法】消积理脾。

【方药】肥儿丸加减。

（3）干疳。

【主症】干疳为疳之重候，亦称"疳极"。其证极度消瘦，面部呈老人貌，皮肤干瘪起皱，精神萎靡，啼哭无力，毛发干枯，大便稀溏或便秘，时有低热，口唇干燥。舌质多淡嫩或红，脉沉细。

【治法】补益气血。

【方药】八珍汤。

2.兼证

（1）眼疳。

【主症】目珠红赤，眼角赤烂，二目干涩，畏光羞明，甚则眼珠混浊，白膜遮睛，夜晚视物不清。

【治法】养血柔肝，滋阴明目。

【方药】石斛夜光丸加减。

（2）口疳。

【主症】口舌生疮，口腔糜烂，秽臭难闻，牙龈出血，面赤唇红，烦躁哭闹，惊悸不安，小便短赤。舌红，苔薄黄。

【治法】清心泻火。

【方药】泻心导赤散。

（3）疳肿胀。

【主症】形体瘦弱，足踝浮肿，甚则颜面四肢浮肿，按之凹陷，面色无华，四肢欠温，大便溏薄，小便短少。舌质淡嫩，苔薄白。

【治法】益气温阳利水。

【方药】防己黄芪汤合五苓散加减。

（三）其他疗法

（1）推拿疗法。揉阴陵泉穴、足三里穴，摩腹、推脊、捏脊，每次15～20min，每日1次，用于疳气。

（2）刺四缝。皮肤局部消毒后，用三棱针或粗毫针浅刺约1分，然后用手挤出黄白色黏液，每日刺1次，直到针刺后不再有黄白色黏液挤出为止。

（3）捏脊疗法。见"食积"相关内容。

（4）常用中成药。疳积证：木香槟榔丸、小儿香橘丸。

七、遗尿

遗尿又称遗溺、尿床，是由于元气不足，肺、脾、肾功能失调引起的小儿睡中小便自遗，醒后方觉的一种病症。

临床表现为小儿每夜或隔夜发生遗尿，每夜遗尿次数不等，或伴有夜尿多而清长，畏寒肢冷；或尿短而频，神疲多汗；或尿少色黄，臊臭异常。婴幼儿时期，由于经脉未盛，气血未充，脏腑未坚，智力未全，对排尿的自控能力较差；学龄儿童也常因白日游戏过度，精神疲劳，睡前多饮等原因，亦可偶然发生遗尿，这些都不属病态。超过三岁，特别是五岁以上的幼童，熟睡时经常遗尿，轻者数夜1次，重者可一夜数次，方称为遗尿。

本病的中医、西医病名相同，即西医学中的遗尿症。

（一）诊断要点

（1）本病主要发生于3～12岁的儿童，常在睡眠中遗尿。本病在临床上没有排尿困难或剩余尿。

（2）睡眠较深，不易唤醒，每夜或隔夜发生遗尿，甚则每夜遗尿1～2次或更多者。

（3）尿常规及尿培养无异常发现。

（二）辨证治疗

1.下元虚寒

【主症】睡中经常遗尿，多则一夜数次，醒后方觉，神疲乏力，面色苍白，肢凉怕冷，下肢无力，腰腿酸软，智力较差，小便清长。舌质较淡。

【治法】温补肾阳，固涩小便。

【方药】菟丝子散加减。

2.脾肺气虚

【主症】每晚睡后遗尿，量少次数频繁，少气懒言，神疲乏力，面色苍黄，食欲不振，大便溏薄，常自汗出。苔薄嫩，脉少力。

【治法】益气健脾，培元固摄。

【方药】补中益气汤合缩泉丸加减。

3.肝经湿热

【主症】睡中遗尿，量少，次数不多，但尿味腥臊，尿色较黄，平时性情急躁，易怒易烦，夜卧易惊，或夜间梦语啮齿，唇红。苔黄或黄腻，脉数有力。

【治法】泻肝清热，佐以疏利。

【方药】龙胆泻肝汤加减。

（三）其他疗法

（1）针灸治疗。主穴取肾俞、关元、膀胱俞、中极，配穴取三焦俞、委中、委阳、三阴交、阳陵泉。每次各选1～2穴，每次留针15～20min，每日或隔日1次，7次为1个疗程。耳针取皮质下、神门、内分泌、肾、肺、脾。

（2）推拿疗法。每日下午揉丹田10min，按摩腹部20min，揉龟尾30次，较大的儿童可横擦肾俞穴等，以热为度。

（3）常用中成药。肾虚不固证：五子衍宗丸。脾肺气虚证：补中益气丸。遗尿虚证：缩泉丸。肝经湿热证：龙胆泻肝丸。

（4）单方验方。桑螵蛸、金樱子、黄芪、益智仁、茯苓、泽泻、升麻、党参、覆盆子各10g。每日1剂，水煎服，每日3～4次。适用于脾肺气虚证。

八、痄腮

痄腮是由风温邪毒自口鼻而入，壅阻少阳经脉，郁结不散所引起的急性传染病，以发热、耳下腮部漫肿、疼痛为主要特征。本病好发于3～5岁小儿，通过飞沫传播。轻症无发热或发热不甚，腮肿轻微，无明显张口困难；重者则表现为高热不退，腮肿明显，胀痛拒按，张口困难。本病常证表现为虽有发热腮肿，但神志清楚，无抽风，无睾丸肿痛及少腹痛；本病变证则为高热不退，神昏抽风，或睾丸肿痛，少腹疼痛等。患本病后，可获终身免疫。西医学中的流行性腮腺炎可参照本病的辨证治疗。

（一）诊断要点

（1）本病全年均可发生，尤以冬春季节多见，以散发为主，能在儿童群体中引起流行。学龄儿童发病率最高，一般预后良好。少数病情严重者，可出现昏迷、抽搐。年长儿童可并发睾丸炎。

（2）初病时可有发热，1～2日后以耳垂为中心漫肿，边缘不清，皮色不红，压之疼痛或有弹性，通常先发于一侧，继发于另一侧。

（3）腮腺管口可见红肿，痄腮肿胀经4～5日开始消退，整个病程为1～2周。

（4）发病前2～3周有痄腮接触史。

（5）血象表现白细胞总数正常或降低，淋巴细胞相对增多。

（6）尿、血淀粉酶增高。

（二）辨证治疗

1.常证

（1）温毒在表。

【主症】轻微发热恶寒，1~2日后一侧或二侧耳下腮部漫肿、疼痛，边缘不清，触之痛甚，咀嚼不便，或伴头痛，咽痛，纳少。舌苔薄白或淡黄、质红，脉浮数。

【治法】疏风清热，散结消肿。

【方药】银翘散。

（2）热毒蕴结。

【主症】高热不退，烦躁头痛，口渴，食欲不振，或伴呕吐，两侧腮部漫肿、胀痛、坚硬拒按，咀嚼困难，咽红肿痛，尿少黄赤。舌红苔黄，脉象滑数。

【治法】清热解毒，软坚散结。

【方药】普济消毒饮。

2.变证

（1）邪陷心肝。

【主症】在腮部尚未肿大或腮肿后5~7日，突然壮热，高热不退，腮部肿胀疼痛，坚硬拒按，呕吐，头痛项强，甚则神昏抽风。舌红苔黄，脉洪数。

【治法】清热解毒，息风开窍。

【方药】凉营清气汤。

（2）毒窜睾腹。

【主症】病至后期，腮部肿胀渐消，一侧或两侧睾丸肿胀疼痛，伴有发热，或伴少腹疼痛，痛甚者拒按，呕吐。舌红苔薄黄，脉数。

【治法】清肝泻火，活血止痛。

【方药】龙胆泻肝汤加减。

（三）其他疗法

（1）外治法。青黛散以醋调敷腮部，每日3～4次。紫金锭或如意金黄散以水调匀后外敷患处。天花粉、绿豆各等分，研为细末，加入冷开水调成糊状，外敷患处，每日3～4次。鲜蒲公英、鲜马齿苋、鲜芙蓉花叶，可任选一种，捣烂外敷患处。大黄4.5g，胡黄连、胆南星各6g，吴茱萸9g，共研细末，以醋或清水调匀，压成饼状，敷贴涌泉穴，纱布覆盖固定，每日1次。新鲜仙人掌1块，去刺，捣泥或切成薄片，贴患腮，每日1～2次。取鲜红蚯蚓20余条，白糖半两，拌在一起，不久即化为水液。用此液外涂腮部患处，每日数次，一般3日即可痊愈。

（2）针灸疗法。取穴翳风、颊车、合谷，泻法，强刺激。发热者，加曲池穴、大椎穴；睾丸胀痛者，加血海穴、三阴交穴，每日1次。火灸法：取角孙穴，剪去头发，用1根火柴棒点燃，迅速按于角孙穴上（火即自灭）。火灸后局部皮肤发红，或呈白色，每日1次。

（3）常用中成药。温毒在表证：板蓝根冲剂。邪陷心肝证：小柴胡冲剂。

第三章 经方验方撷英

一、女性不孕症方

1.血虚型不孕方

熟地黄15g、山药10g、当归10g、白芍10g、枸杞子10g、山茱萸10g、龟板15g、杜仲10g、菟丝子10g。

2.输卵管阻塞不孕方

桂枝10g、川芎10g、玄胡10g、赤芍10g、当归10g、柴胡10g、香附10g、益母草15g、路路通30g、桃仁10g、红花10g。

3.肾阳虚型不孕方

当归15g、制附子10g、鹿角霜5g、肉桂5g、首乌20g、枸杞子10g、白芍10g、熟地黄20g、淫羊藿30g、山茱萸15g、巴戟天10g。

4.肾阴虚型不孕方

生地黄15g、龟板20g、桑寄生20g、枸杞子20g、山药20g、山茱萸15g、阿胶15g、淫羊藿30g、白芍10g、牡丹皮15g。

5.气滞血瘀型不孕方

元胡10g、川芎10g、桃仁10g、丹参10g、益母草30g、柴胡10g、红花10g、当归10g。郁金10g、枳壳15g、五灵脂10g、赤芍10g、白芍10g。

6.痰湿内阻型不孕方

茯苓20g、姜半夏10g、苍术20g、白术20g、川芎10g、益母草30g、淫羊藿10g、川贝母10g、陈皮10g、胆南星10g。

7.脾肾气虚型不孕方

肉桂5g、熟附子10g、熟地黄15g、山药20g、茯苓20g、炒白术15g、菟丝子15g、鹿角霜10g、当归10g、杜仲15g、淫羊藿10g、党参20g。

8.促排卵汤

柴胡6g、白芍10g、赤芍10g、泽兰10g、益母草10g、鸡血藤10g、牛膝10g、苏木10g、刘寄奴10g、生地黄10g、女贞子10g、覆盆子10g、菟丝子10g、枸杞子10g、龟板20g、鳖甲15g、西洋参10g。

二、儿科方

1.发热类

（1）风寒证。

麻黄6g、杏仁9g、苏叶9g、薄荷9g、焦三仙（焦麦芽、焦山楂、焦神曲各6g）18g、番泻叶10g、荆芥穗9g。功效：祛寒散热。

（2）风热证。

金银花、连翘、蒲公英、紫花地丁、栀子、防风各9g，薄荷、大黄、甘草各6g。功效：清热解毒。

（3）湿热证。

葛根9g、柴胡9g、黄芩9g、厚朴9g、炒大白9g、草果仁9g、炒薏苡仁24g、番泻叶5g。功效：清热解肌，运脾化湿。

2.咳喘类

（1）热咳散：麻黄3g、杏仁9g、生石膏12g、甘草6g、贝母3g。功效：清热宣肺，化痰止咳，平喘。

（2）葶苈散：葶苈子、川贝、僵蚕、射干各10g、甘草5g。功效：清热化痰。

（3）清肺散：生石膏20g、金银花10g、鱼腥草10g、青黛1g、前胡7g、杏仁7g、橘红5g、北沙参10g、川贝10g、木蝴蝶5g。功效：清热，化痰，止咳。

（4）顿咳散：百部10g、白前10g、白及5g、紫菀5g、款冬花5g、前胡5g、车前子10g。功效：养阴，润肺，化痰止咳。

（5）寒咳散：炙麻黄5g、杏仁10g、陈皮10g、半夏5g、茯苓10g、紫苏叶10g、干姜5g、细辛6g、甘草5g。功效：清肺，化痰，宣肺止咳。

3.疳积类

（1）白术散：党参20g、茯苓20g、炒白术20g、炙甘草10g、炒山药20g、薏苡仁12g、扁豆12g、砂仁6g、陈皮6g、莲子10g。功效：健脾渗湿。

（2）三甲散：制鳖甲、制龟板、炮穿山甲（已禁用）各15g，鸡内金10g，炒白术15g，砂仁6g，番泻叶5g。功效：育阴潜阳，消食导积。

（3）消积散：鸡内金30g、炒麦芽30g、炒神曲15g、炒山楂15g、陈皮15g、炒扁豆15g。功效：消食导积。

（4）白蔻散：陈皮30g、青皮30g、香附50g、砂仁80g、白蔻100g、玄胡20g、白术30g。功效：行气和胃。

4.泻泄类

（1）苍苓散：苍术20g、茯苓20g、白豆蔻5g、金银花10g。功效：燥湿止泻。

（2）健脾止泻散：党参20g、茯苓20g、白术20g、煨豆蔻6g、焦三仙3g、广木香3g、甘草3g。功效：健脾止泻。

（3）理中散：党参30g、白术30g、炙甘草10g、干姜10g、附子3g、肉桂5g。功效：温中散寒。

（4）梅连散：乌梅10g、黄连10g、车前子15g、山楂炭10g。功效：清热利湿，收涩止泻。

（5）太苍散：太子参20g、车前子20g、茯苓20g、苍术20g、藿香10g、焦山楂10g、麦芽20g、乌梅10g。功效：健脾利湿，止泻。

5．杂病类

（1）痫愈汤：生石膏20g、滑石20g、钩藤10g、木香5g、僵蚕10g、蝉蜕5g。功效：清热，涤痰，镇惊。

（2）定风散：生石膏24g、天竺黄8g、蜈蚣1条、胆南星10g、朱砂3g。功效：清热，涤痰，镇惊。

（3）玉屏风散：黄芪50g、白术20g、防风10g、煅牡蛎20g、陈皮10g。功效：健脾，理气，固表。

（4）二陈汤：陈皮10g、半夏10g、茯苓10g、炙甘草10g、五味子5g。功效：化痰，降气，平喘。

（5）止痢散：木香5g、黄连6g、白芍10g、川军3g。功效：清热，利湿。

（6）驱虫散：乌梅10g、使君子10g、砂仁5g、榧子仁10g、槟榔5g、雷丸5g。功效：驱虫，消积。

（7）藿香散：藿香10g、陈皮10g、半夏10g、丁香5g。功效：温胃降逆。

三、脑血栓方

1.通经活络方

钩藤30g、石决明30g、生石膏30g、瓜蒌30g、生军10g、川芎10g、红花10g、土鳖虫10g、桃仁10g。

适应证：脑血栓急性期，中风初起。血压偏高（超过160/100mmHg）。半身不遂，口渴，舌强语謇，头晕，头痛，烦躁或嗜睡，大便秘结，舌红，苔黄厚，脉弦数有力。

随证加减：

（1）有意识障碍者，加羚羊角（水牛角代）粉1.5～5g（冲），并服安宫牛黄丸或至宝丹，每次1丸，每日2次。

（2）舌红苔少干者，去石膏、瓜蒌、生军，加生地黄20g、玄参15g、白芍10g。

（3）大便秘结者，用番泻叶10g泡水饮。

（4）痰多、失语、苔腻者，加石菖蒲10g、郁金10g、竹沥30g（冲）、天竺黄10g。

2.补气化瘀方

黄芪50g、红花10g、川芎10g、赤芍10g、当归15g、桃仁10g、土鳖虫10g、地龙10g。适应证：脑血栓恢复期，血压和颅内压不高，偏瘫，肢体稍有动意或肌张力较前增强，舌质紫黯，或有瘀斑，或舌质胖嫩，脉弦缓无力，腑行通畅。

随证加减：

（1）大便干者，加瓜蒌与番泻叶各10g。

（2）舌强语謇者，加石菖蒲10g、郁金10g。

（3）舌胖嫩者，加淫羊藿15g、巴戟天15g。

（4）偏瘫，肢体久不恢复者，酌加穿山甲（已禁用）9g、水蛭6g冲服。

四、生髓养络方

生地黄25g、山茱萸10g、山药10g、麦冬10g、石斛12g、牛膝10g、巴戟天15g、肉苁蓉15g、石菖蒲20g、肉桂3g、黄芪50g、川芎6g、全蝎3g。适应证：脑血栓后遗症，或伴脑软化患者，症见意识朦胧，或痴呆健忘，舌强语謇，肢体不遂，眩晕，大小便失禁，舌红干或胖嫩，苔白或黑润，脉况细弱，或虚大无力。

五、安眠方

当归12g、白芍12g、柴胡12g、制首乌20g、炒枣仁30g、柏子仁12g、石菖蒲12g、远志10g、麦冬30g、茯苓30g、五味子12g。适应证：女子肝郁血虚难寐症。

六、腰痛方

桑寄生15g、独活15g、当归15g、川芎9g、桂枝9g、丹参15g、牛膝20g、葛根15g、白芍20g、全蝎5g、地龙9g、蜈蚣2条、威灵仙15g、木瓜15g、元胡9g、狗脊15g、川断15g、杜仲20g、黄芪20g、白术20g、甘草6g。适应证：腰疼，腰酸，腰肌劳损，腰椎间盘病变。

七、利咽汤

金银花24g、连翘15g、黄芩15g、板蓝根21g、牵牛子15g、蝉蜕9g、薄荷9g、射干12g、玄参20g、山豆根10g、薏苡仁30g、甘草6g。适应证：口干咽痛，咽炎，扁桃腺炎。

八、排石汤

地龙15g、金钱草30g、海金砂15g（包）、鸡内金20g、郁金12g、川牛膝15g、穿破石20g、路路通10g、王不留行10g。适应证：用于小于1cm的尿路结石。

九、活血消肿汤

当归15g、川芎9g、桂枝9g、丹参15g、牛膝9g、土鳖虫6g、地龙9g、全蝎9g、桃仁9g、红花9g、黄芪20g、云苓15g、泽泻9g、元胡9g、威灵仙15g、甘草3g、金银花10g。适应证：外伤引起的肿痛。

十、风疹汤

金银花21g、土茯苓21g、紫草12g、茜草12g、槐米15g、旱莲草12g、乌梢蛇10g、白鲜皮20g、蝉蜕10g、甘草10g、地肤子10g、蛇床子10g。适应证：湿疹、荨麻疹。

十一、哮喘方

炙麻黄9g、桂枝6g、干姜6g、细辛9g、半夏9g、五味子6g、白芍24g、款冬花9g、紫菀9g、徐长卿24g、射干12g、蚤休9g、炒地龙15g、黄芩15g、炒杏仁10g、甘草6g。适应证：哮喘发作期。

十二、祛湿方

车前子15g（包）、栀子12g、赤芍12g、黄柏12g、川牛膝12g、云苓30g、泽泻12g、牡丹皮1g、绵茵陈15g。适应证：湿阻下焦，小便不利。

十三、心痛方

人参9g（包）、天冬30g、麦冬30g、五味子9g、黄芪30g、元胡30g、当归15g、黄连9g、郁金15g、川芎15g、路路通20g、柏子仁15g、炒枣仁30g、三七粉3g（冲）。适应证：心前区时有闷痛。

十四、治眩方

钩藤30g、炒黄芩12g、菊花15g、牛膝15g、生地黄20g、熟地黄20g、炒地龙6g、生龙骨30g、枸杞子12g。适应证：肝阳上亢之头晕。

十五、止血散

生地黄20g、牡丹皮30g、仙鹤草45g、藕节45g、女贞子20g、旱莲草30g、白茅根30g、茜草1g、三七粉3g（冲）。适应证：血热妄行之咳血、鼻衄、牙龈出血等。

十六、补血方

菟丝子30g、枸杞子30g、鸡血藤20g、当归12g、阿胶10.5g（烊化）。适应证：血虚症。

十七、清润止咳汤

桑叶12g、炒杏仁9g、川贝12g、浙贝12g、北沙参15g、山栀12g、淡豆豉9g、知母12g、炙百部12g、炙枇杷叶12g、紫苏梗15g、砂仁12g、甘草6g。适应证：秋季凉燥咳嗽。

十八、清热利咽汤

金银花30g、连翘15g、淡豆豉10g、芥穗9g、牵牛子10g、薄荷9g（后入）、桔梗10g、芦根15g、黄芩12g、蒲公英30g、板蓝根20g、山栀12g、炒麦芽15g、川芎6g、甘草6g。适应证：急性咽炎，扁桃腺炎。

十九、生津养肺汤

北沙参15g、麦冬15g、玉竹12g、花粉15g、炒扁豆

30g、桑白皮15g、百合15g、川贝12g、炙百部12g、炙枇杷叶12g、桔梗9g、炒杏仁9g、佛手15g、金银花30g、生地黄15g、紫苏梗15g、太子参15g、射干12g、甘草6g。适应证：肺阴虚咳嗽。

二十、丹参通脉汤

丹参30g、赤芍30g、鸡血藤30g、当归30g、郁金15g、川膝15g、川芎15g、黄芪30g、桑寄生30g。适应证：血管硬化，静脉曲张症。

二十一、健脾利湿汤

苍术15g、党参21g、茯苓21g、白扁豆12g、白术15g、丹参18g、山药15g、薏苡仁30g、砂仁6g、赤芍15g、甘草9g。适应证：脾虚湿盛，腹胀，便溏症。

二十二、消炎消肿2号

败酱草30g、蒲公英15g、紫花地丁9g、金银花30g、连翘12g、丹参15g、赤芍12g、牡丹皮9g、猪苓15g、泽泻12g、羌活9g、车前子12g（包）、独活9g、白芷9g、大黄9g、穿山甲（已禁用）9g（先煎）、防己30g、木香6g、甘草6g、牛膝15g。适应证：外伤所致的局部肿痛。

二十三、清肺止咳化痰汤

金银花30g、连翘15g、黄芩12g、半夏9g、徐长卿9g、射干9g、紫苏子6g、紫苏梗6g、炙桑白皮9g、紫菀12g、款冬花15g、炙麻黄9g、杏仁9g、白果6g、甘草3g、沙参9g。适应证：痰热阻肺所致的咳嗽咳喘症。

二十四、五子益气汤

生黄芪30g、菟丝子30g、覆盆子15g、五味子9g、车前子6g、枸杞子24g、沙苑子15g、益智仁15g。适应证：精气不足所致的男性不育、阳痿。

二十五、舒郁方

牡丹皮12g、栀子10g、柴胡10g、当归15g、赤芍12g、茯苓15g、豆豉6g、生龙牡30g、炒枣仁30g、炙甘草6g。适应证：心情抑郁症。

二十六、心悸方

人参9g（包）、天冬30g、麦冬30g、五味子9g、黄芪30g、元胡30g、当归15g、黄连9g、甘松30g、郁金15g、川芎15g、柏子仁15g、炒枣仁30g、三七粉3g（冲）。适应证：心悸、心烦、难寐症。

二十七、补肾强骨汤

熟地黄15g、骨碎补10g、鹿含草10g、怀牛膝15g、淫羊藿10g、狗脊10g、杜仲10g、川断12g、五加皮15g。适应证：腰痛、腰酸症。

二十八、清热化痰汤

金银花21g、连翘15g、黄芩15g、板蓝根18g、炙桑白皮15g、炙枇杷叶15g、前胡15g、浙贝15g、全瓜蒌21g、鱼腥草18g、薏苡仁30g、甘草6g。适应证：痰热蕴肺至咳嗽症。

二十九、湿热方

地胆草9g、黄芩9g、山栀9g、柴胡9g、生地黄15g、牡丹皮15g、当归9g、金银花30g、土茯苓30g、泽泻9g、甘草6g、车前子15g（包）。适应证：肝胆湿热症。

三十、清热消痤汤

金银花21g、蒲公英21g、黄芩15g、山栀10g、生地黄15g、牡丹皮15g、薏苡仁30g、大贝母12g、半夏10g、夏枯草12g、菊花15g、赤芍15g、枇杷叶12g、皂角刺12g、甘草6g。适应证：青春期痤疮。

三十一、咽炎方

生地黄12g、牡丹皮9g、玄参30g、牵牛子9g、薄荷9g、射干12g、黄芩12g、桔梗6g、知母9g、甘草3g。适应证：急性咽喉炎。

三十二、止咳化痰汤

炙麻黄9g、杏仁9g、桃仁9g、半夏12g、川贝9g、浙贝9g、当归12g、丹参12g、金银花24g、连翘9g、黄芩12g、芦根18g、厚朴6g、瓜蒌30g、莱菔子12g、甘草3g、桔梗12g、紫苏子9g。适应证：外寒内热所致的咳嗽。

三十三、养阴安神汤

生地黄20g、知母15g、百合30g、白芍15g、黄柏9g、泽泻15g、女贞子15g、磁石20g、合欢皮30g、夜交藤30g。适应证：阴虚内热引起的失眠症。

三十四、颈康宁

葛根15g、钩藤15g、鸡血藤15g、当归15g、川芎9g、桂枝9g、丹参15g、牛膝9g、全蝎9g、地龙9g、蜈蚣2条、元胡9g、威灵仙15g、黄芪20g、姜黄9g、桑寄生15g、木瓜9g、党参15g、白术15g、甘草6g。适应证：风湿引起的颈椎病。

三十五、输卵管通利汤

当归12g、赤芍12g、熟地黄12g、薏苡仁12g、红藤20g、菟丝子20g、牡丹皮15g、穿山甲（已禁用）15g、红花12g、茯苓10g、皂角刺10g、路路通10g、桃仁10g、元胡10g、桂枝10g、甘草3g。适应证：输卵管不通利，经前10天开始连服10剂为一疗程。连服三个月经期。

三十六、肌瘤汤

荆芥10g、鳖甲10g、白芷10g、乳香10g、没药10g、车前子10g、海藻10g、山慈菇10g、昆布10g、赤芍10g。适应证：子宫肌瘤。

三十七、妇科方

1. 孕子方

淫羊藿9g、车前子9g、当归12g、黄芪25g、菟丝子15g、何首乌15g、枸杞子15g、陈皮9g、党参30g、续断

25g、桑椹15g、覆盆子15g、五味子6g。适应证：肾精不足，难孕。

2.输卵管疏通方

川芎15g、穿山甲（已禁用）12g、路路通12g、细辛6g、通草6g、皂角刺15g、三棱15g、莪术15g、丹参15g、葛根15g、王不留行10g、枳实10g、桂枝30g。适应证：输卵管堵塞或不通畅。

3.多囊卵巢方

鹿角霜25g、鸡内金12g、香附10g、苍术15g、白术15g、土鳖虫12g、三棱15g、莪术15g、刘寄奴15g、黄芪30g、附片6g、肉桂6g、蛇床子12g、川芎12g。适应证：多囊卵巢综合征。

4.子宫内膜异位汤

益母草25g、丹参25g、泽兰15g、小茴香12g、当归12g、香附12g、桃仁9g、元胡12g、乳香12g、没药12g、柴胡9g、白芍9g、炙甘草6g。适应证：子宫内膜异位症。

5.免疫抑制方

生地黄15g、蒲公英10g、紫花地丁10g、金银花15g、赤芍15g、浙贝母10g、橘核12g、连翘15g、当归10g、栀子12g、牡丹皮10g、枳壳10g。适应证：女性存在抗精子抗体。

6.促排卵方

熟地黄15g、当归10g、炒白芍10g、枸杞子15g、菟丝子30g、制首乌15g、山茱萸10g、太子参15g、山药15g、鹿角胶10g、砂仁6g、丹参30g、鸡血藤15g。适应证：促进卵泡成熟并排卵。

7.促黄体方

淫羊藿15g、巴戟天10g、菟丝子30g、枸杞子15g、杜仲10g、女贞子10g、旱莲草10g、莲子10g、当归10g、党参15g、山药15g。适应证：促进黄体生成。

8.子宫发育不全方

当归15g、玄参15g、白芍15g、白术15g、川芎15g、茯苓12g、熟地黄15g、黄芪20g、肉桂12g、党参15g、太子参15g、菟丝子12g、杜仲9g、紫云英12g、山茱萸12g、甘草6g、紫河车粉15g、鹿角胶12g。适应证：促进幼稚子宫发育。

第四章　临床医案举隅

医案1　上呼吸道感染（风寒束表，湿热内蕴感冒）

王某某，男，38岁。鼻流浊涕，头蒙头痛，两肩拘紧不适，无发热咳痰、无恶心呕吐，厌食油腻，寐安，大便每日1次，质偏黏，小便调。舌质红，苔薄黄腻，脉弦滑。

【处方】金银花12g、连翘15g、柴胡12g、香薷12g、芦根156g、白茅根20g、荆芥15g、生石膏20g、藿香12g、羌活15g。每日1剂，水煎取汁300mL，分早晚饭后2小时温服。用药5剂后愈。

【点评】上呼吸道感染是指自鼻腔至喉部的急性炎症的总称，是最常见的感染性疾病。其中包括鼻、咽、喉的感染，临床一般统称为上感。该病90%左右由病毒引起，细菌感染常继发于病毒感染之后。该病四季、任何年龄均可发病，常于机体抵抗力下降时，如受寒、劳累、淋雨等情况，原已存在或由外界侵入的病毒和／或细菌，迅速生长繁殖，导致感染。该病愈后良好，有自限性，一般5～7日痊愈。上呼吸道感染属中医学"感冒""咳嗽""乳蛾""喉痹"等范畴。

医案2　急性支气管炎后期（外感后期咳嗽）

黄某某，女，35岁。咳嗽12余天，咽痒即咳，痰少，难咳出，舌质嫩红，苔薄黄，脉细数。

【处方】阿胶珠、杏仁、麦冬、桑叶各15g，蜂房6g，枇杷叶、沙参、玄参各20g，鱼腥草30g，败酱草25g，当归、川芎、半夏、五味子、青皮、陈皮、茯苓、桑白皮、生甘草各10g，紫苏子、莱菔子各20g。用药5剂而愈。

【点评】急性支气管炎是由感染、物理化学刺激或过敏引起的气管—支气管黏膜的急性炎症，主要临床症状有咳嗽和咳痰。常因寒冷季节或气候突变诱发。属于中医外感咳嗽范畴。多有明显的致病原因，起病急，病程短，其特点为必兼表证，多属实证。

急性支气管炎即外感咳嗽，以咳嗽为主症，要抓住咳与痰的特点，如白天甚者常为热、燥，夜间甚者多为肾虚、脾虚或痰湿。辨痰方面，痰清稀者属寒、湿，黏稠者属热、燥，痰色白属风、寒、湿，色黄属热，痰多者属痰湿、脾肾虚，痰少者多为风寒束表或阴虚。燥咳痰少难出，甚至无痰。

医案3 慢性支气管炎（肺阴虚兼脾虚痰湿咳嗽）

赵某某，女，70岁。顿咳，咽干，手心热，舌质红，苔白厚腻。

【处方】五味子、诃子各10g，白术、生赭石、石决明、麦冬各20g，山药、菟丝子、黄芩、阿胶珠、杏仁、桑叶、川贝、蜂房各15g，麻黄2g，石菖蒲、远志、莱菔子、枇杷叶、火麻仁、胆南星、陈皮、紫苏子各10g。5剂而愈。

【点评】慢性支气管炎以常久顽固性咳嗽（简称为"久顽咳"）为特征表现，治疗当滋肾补脾益气、敛肺气、温化痰饮（病痰饮者当以温药和之）。

医案4 阻塞性肺气肿支气管炎型（肾不纳气，痰热壅肺型喘证）

于某，男，59岁。有慢性支气管炎，阻塞性肺气肿病史，平时咳嗽、咳痰，近日由于感冒后，慢性支气管炎急性发作，支气管分泌物增多，胸闷、气急加剧。舌体胖大，有齿痕，苔白腻厚，脉滑数无力。

【处方】白术、黄芪、山药、山茱萸、熟地黄、麦冬各30g，火麻仁、阿胶珠、附子、肉桂、当归、川芎、沉香、姜半夏各10g，紫苏子、莱菔子各10g，白芥子5g，大枣3枚，葶苈子、白果、桑白皮各10g，款冬花、紫菀各10g，炙麻黄3g，红参、黄芩各5g，鱼腥草10g，败酱草15g。用药5剂显效，再服25剂，各种症状完全消失。

【点评】阻塞性肺气肿是由于支气管的慢性炎症，导致中性粒细胞和巨噬细胞释放蛋白分解酶增加，破坏小支气管壁软骨，使支气管失去正常的支架作用，造成管腔变窄，形成不完全阻塞，致多个肺泡融合成肺大泡或气肿；肺泡壁的毛细血管受压，血液供应减少，出现肺组织营养障碍，引起肺泡壁弹性减退更易造成肺气肿的发生。

阻塞性肺气肿主要症状为呼吸困难。在原有咳嗽、咳痰等症状的基础上，出现逐渐加重的呼吸困难，严重时可出现呼吸功能衰竭的症状，如发绀、头痛、嗜睡、神志恍惚等。

早期体征不明显。随着病情的发展，可出现桶状胸，呼吸运动减弱，触诊语颤减弱或消失；叩诊呈过清音，心浊音界缩小或不易叩出，肺下界和肝浊音界下降；听诊心音遥远，呼吸音普遍减弱，呼气延长。X线检查可见肋间隙增宽，肋骨平行，两肺野的透亮度增高，肺纹理增粗。阻塞性肺气肿中医辨证属于虚喘，咳嗽，咳痰，易感冒，痰多，胸闷，气急加剧；多属肾不纳气，痰热壅肺型喘证。

医案5　咳嗽变异性哮喘（邪热壅肺证咳嗽）

李某某，男，63岁，咳嗽，痰多，因痰而嗽，痰出咳平，痰质黏，色黄，偶因咳而胸痛，晨起胸闷，纳尚可，寐安，大便1～2日1次，质干，小便调。舌质红，苔黄腻，脉滑数。

【处方】金银花12g、连翘15g、荆芥10g、生石膏

20g、桃仁10g、僵蚕12g、蝉蜕6g、前胡15g、当归10g、炒杏仁12g、柴胡12g、黄芩6g、紫苏叶15g、百部20g，共7剂，每日1剂，水煎取汁300mL，分早晚饭后2小时温服。

【点评】咳嗽变异性哮喘是一种特殊类型的哮喘，咳嗽是其唯一或主要的临床表现，无明显喘息、气促等症状或体征，但有气道高反应性，多发生于感冒之后。该病患者病程较长，咳嗽反复发作，抗生素和止咳药物治疗效果欠佳。部分患者会发展成典型的哮喘。作为典型哮喘的潜在形式，其病因病机尚不完全清楚，寒热虚实错综复杂，且日久可累及其他脏器而出现多脏器病症。中医学认为，该病多由素体不足、风痰伏肺、久郁化热、肺失宣降、气管挛急所致，属中医"咳嗽"范畴。治疗该病应遵循"宣、清、养、通"的治疗原则。把握疾病的发展阶段，顺时用药为治疗该病的关键。

医案6　肺肾两虚，水寒射肺，痰浊阻肺型喘证（慢性肺源性心脏病）

李某某，男，63岁。患慢性支气管炎，阻塞性肺气肿，慢性肺源性心脏病十余年，前一周感冒后，咳嗽，哮喘加重，口唇青紫，下肢水肿，按之没指，舌质紫黯，舌体胖大，苔白腻而厚，脉滑数无力。

【处方】红参15g，麦冬10g，五味子10g，生黄芪15g，当归、半夏各10g，白术10g，紫苏子、莱菔子各10g，白芥子10g，山茱萸、熟地黄、山药各10g，茯苓、泽泻、牡丹皮各15g，陈皮10g，沉香5g，通草、猪苓、大腹皮、桑白皮各15g，生茅根10g，茯苓15g，白果、葶苈子各10g。按上方加减变化治疗2个月，各种症状均消失。

【点评】慢性肺源性心脏病是肺、胸廓或肺动脉的某些病变所致的肺循环阻力增加、肺动脉高压，进而引起右心室肥厚、扩大，甚至右心衰竭的心脏病。

其发病机制是肺血管阻力增加所致的肺动脉高压。持续和日益加重的肺动脉高压，使右心负荷加重，引起右心室肥厚、扩大，导致肺心病。临床表现分为：①肺、心功能代偿期（包括缓解期）。主要是慢性阻塞性肺气肿的表现，慢性咳嗽、咳痰、气喘，活动后可感心悸、气促明显，乏力和劳动时耐力下降，部分病例可见颈静脉充盈。②心肺功能失代偿期（急性加重期）。有的以呼吸功能衰竭为主，也有以心力衰竭为主，或两者并重。呼吸功能衰竭以急性呼吸道感染为常见诱因。心力衰竭以右心衰竭为主，主要表现为体循环瘀血，颈动脉明显怒张，肝肿大，肝颈静脉回流征阳性，可出现腹水。患者心悸，心率增快，呼吸困难及发绀进一步加重，上腹胀痛，食欲不振，浮肿，少尿。

医案7　心肾阳衰，血脉瘀滞，痰浊阻肺型哮喘（支气管感染性哮喘）

王某某，男，71岁。呼吸急促，喉中哮鸣，气短难续，呼多吸少，动则尤甚，面白汗出，形寒肢冷，舌质色淡白或淡紫，舌体胖嫩，脉沉弱无力。

【处方】红参15g，熟附子、干姜、肉桂、炙甘草、红花、桃仁、沉香、葶苈子各10g，丹参、杏仁、石韦、椒目、款冬花、紫菀、白芥子、茯苓、泽泻、牡丹皮各15g，紫苏子、莱菔子各20g，熟地黄、山茱萸、炒山药各30g，大枣3枚。

【点评】支气管感染性哮喘，属于内源性哮喘，可由很多非过敏诱发因素引起。本病案所论述的是最常见的感染性哮喘，因呼吸道病毒、细菌、真菌等感染，发生支气管炎，咳嗽、咳痰，逐渐加重，形成哮喘。其临床特征为发作性伴有哮鸣音的呼气性呼吸困难、胸闷、强迫坐位，严重时出现发绀，持续数分钟至数小时或更长，可自行或经治疗后缓解。长期反复发作常并发慢性支气管炎和肺气肿。

哮喘体征是哮喘发作时，患者胸廓胀满，呈吸气位，呼吸幅度小。呼气期有两肺广泛哮鸣音，有时不用听诊器亦可闻及。叩诊呈普遍过清音，肺肝界下移，心浊音界缩小。因为有呼吸道感染，可干、湿啰音同时存在。有时由于哮喘影响静脉血液流回心脏，可出现奇脉。

西医用药原则是舒张支气管平滑肌、激素、促进排痰、控制感染、抗变态反应药物联合使用。中医认为，支气管感染性哮喘，属于实喘。应辨证分型治疗。

医案8 过敏性哮喘（肾不纳气，肺实不降型）

张某某，女，48岁。每年春季犯哮喘病，反复发作，日久不愈。发作时多有鼻痒，喷嚏，流涕或干咳，继之出现带哮鸣音的呼气性困难、胸闷、强迫坐位。气息短促，呼多吸少，动则尤甚，痰声辘辘，咳嗽痰稠，胸中窒闷，偶见恶心纳呆，伴有腰膝酸软，面青肢冷，舌质淡嫩，舌苔厚腻，脉滑沉细无力。

【处方】旋覆花、蝉蜕、夏枯草、郁金、枳实各20g，鱼腥草、石决明、苦参、女贞子各30g，黄芩、巴戟天、玉竹各15g，桂枝、防风、辛夷各10g，麻黄3g，杏仁、甘草、苏子、白芥子各10g，沉香3g，半夏15g，枸杞子、山药各30g。服药5剂显效，再按原方加减变化，用药14剂而愈。

【点评】过敏性哮喘是机体对抗原性刺激引起的一种气管—支气管反应性增高的疾病，也称外源性哮喘。常于幼年发病，具有明显、吸入过敏原史，如花粉、屋尘螨、真菌孢子等或进食鱼、虾、牛奶、蛋类，接触某些药物，如青霉素等。

多数患者有明显的过敏原接触史，发作时多有鼻、眼睑痒，喷嚏，流涕或干咳等黏膜过敏先兆，继之出现带哮鸣音的呼气性困难、胸闷、强迫坐位，严重时出现发绀，持续数分钟至数小时，可自行缓解，或经治疗好转，发作将停时，常咳出较多稀薄痰液，气促减轻，发作缓解。

防治原则是消除病因、控制急性发作、巩固治疗、防止复发。具体治疗措施视病情不同，因人而异，辨证分型论治，选用相应的综合治疗措施。使用支气管舒张药物，立足抗敏解痉，促进排痰，积极控制感染。

中医辨证施治原则是抗过敏、清肺、化痰、平喘。辨证分型加减论治。

医案9　渗出性结核性胸膜炎（悬饮）

郝某某，男，31岁。发热、乏力、咳嗽、胸痛1周，近3日呼吸困难、胸痛加重，舌苔白润而滑，脉滑。经某医院诊为渗出性结核性胸膜炎，并携带X线胸片，显示右肺有大量胸腔积液。

【处方】当归、生地黄、桃仁、红花、甘草、枳壳、赤芍、柴胡、川芎、桔梗、川牛膝各15g，黑牵牛子、白牵牛子各15g，生茅根25g，车前子30g，茯苓25g，泽泻25g，猪苓15g，泽兰30g，百部、海浮石各20g，蜈蚣2条，大枣6枚。

按上方加减变化，加服西药雷米封、利福平常规量。治疗2周，胸腔积液完全吸收，停中药，继续口服西药雷米封、利福平常规量，半年后停用西药，随访至今，未见复发。

【点评】胸膜的脏层和壁层之间为一潜在的胸膜腔，在正常情况下，胸膜腔内含有微量润滑液体，其产生与吸收经常处于动态平衡。任何病理原因加速其产生和/或减少其吸收时，就出现胸腔积液。胸腔积液可为胸膜原发或其他疾患继发而引起，主要有炎症所致的渗出液（渗出性胸膜炎）和因非炎症病因所产生的漏出液两大类。渗出性胸膜炎为常见病，其中结核病、癌症和肺炎为最主要病因。

渗出性胸膜炎中药治疗原则，以结核性胸膜炎为例。结核菌到达胸膜表面，当人体处于高过敏状态时，可产生渗出性胸膜炎，多见于青少年患者，肺内可同时有或无明显结核病灶发现。起病多缓慢，有发热、乏力、胸痛等症状。先是胸膜充血、水肿（干性胸膜炎），继而出现渗出液。

中医学辨证本病属"悬饮"范畴。用药原则是：有大量积液者，可继续口服西药抗结核药（如雷米封、利福平等），用中药抗结核药（如百部、海浮石、蜈蚣等），升清（如柴胡、桔梗）降浊"痰饮"（如牵牛子、生茅根、车前子、茯苓、泽泻、猪苓、葶苈子等），以消除胸腔积液，活血化瘀以加快积液吸收并减少粘连。

医案10 心动过速（气阴两虚，兼痰火扰心型心悸）

顾某某，男，47岁。心动过速，达120次/min，心悸烦躁1天。口苦咽干，头晕目眩，低热盗汗，舌质红，舌苔黄腻，脉弦数有力。

【处方】柏子仁、炒枣仁、太子参、麦冬各30g，五味子25g，神曲、炙甘草各15g，浮小麦20g，大枣6枚，苦参、当归、丹参、地龙各15g，瓜蒌皮、天竺黄、胆南星、葶苈子各10g。上方服药3剂而愈。

【点评】心动过速是指快速的心搏连续三次或更多地出现，其频率超过100次/min。由早搏发动的阵发性心动过速一般是折返引起，有些洋地黄诱发的快速心律失常由触发活动引起，自律性异常增高也对心动过速的发生起到了重要作用。心动过速属于中医"数脉"和"心悸"范畴。

中医学认为，心动过速是由心气阴两虚，痰火扰心所致。心气（心功能）虚则转化成心阴的营养物质不足（心脏搏动所需的营养，如钾、维生素C、葡萄糖等）；心阴虚，心脏则处于虚性亢奋状态，自律性可增高，兼见心悸、心烦、易惊、失眠等，虚性亢奋使心脏快速搏动，消耗心脏搏动所需的营养必然增多，原本心阴就很虚，再加上过度消耗，则心阴更虚，形成恶性循环。心阴亏耗，肾阴亦虚，若因情志之火内发，或六淫化火内郁，煎熬阴液，阴液黏稠即为"痰"，痰火扰心，使心脏电生理的其中一条通道单向阻滞；或者可传导通道的传导减慢，使最初阻滞的通道有时间恢复其兴奋性；或者最初阻滞的通道再兴奋，从而可完成一次折返激动，引起持续性心动过速。

医案11　浅表性胃炎（痰湿阻滞胃脘痛）

姜某某，女，37岁，症见胸闷、胃痛胀、嗳气、反酸，舌体胖大，苔厚腻，脉濡缓。胃镜检查诊为浅表性胃炎。

【处方】白及、法半夏、地龙、山豆根各10g，儿茶3g，珍珠粉（早、晚饭前半小时，冲服）1.2g，炒苍术、草豆蔻、藿香各15g，延胡索、青皮各10g，瓦楞子、海螵蛸、薤白、川楝子各15g，瓜蒌、苏梗、陈皮、枳实各10g，砂仁、大腹皮、厚朴、槟榔片、乌药各15g。按上方加减变化，调治4周痊愈。

【点评】慢性胃炎系指不同病因引起的慢性胃黏膜炎性病变，可分为浅表性胃炎和萎缩性胃炎。浅表性胃炎的炎症表现：胃小弯和黏膜固有膜的表层黏膜充血、水肿、糜烂、少量出血。此外，某些患者在胃窦部有较多的糜烂灶，或伴有数目较多的疣状凸起，称慢性糜烂性或疣状胃炎。萎缩性胃炎的炎症表现：炎症深入黏膜固有膜时影响胃腺体，使之萎缩，称萎缩性胃炎。黏膜层变薄，黏膜皱襞平坦或消失，具有弥漫性，但也可呈局限性。少数萎缩性胃炎有可能演变为胃癌。

急性胃炎的病因：如吃入粗糙食物、烫食、冷食、咸食、刺激性食物，长期服用阿司匹林类消炎药患及患酒癖，均可使胃黏膜反复损伤而转为慢性胃炎；B族维生素缺乏也是一个诱因；十二指肠液反流（因幽门括约肌功能失调，引起胆汁反流，造成黏膜损伤）、消化性溃疡，均伴有慢性胃窦炎，尼古丁能使幽门括约肌松弛，可引起胆汁反流，造成胃窦炎；和免疫因素和自体免疫细胞免疫增强（过敏反应）有关；与幽门螺旋杆菌感染有关。

大多无明显体征，有时可有上部不适（特别在餐后）、无规律性腹痛、嗳气、反酸、恶心呕吐等。慢性胃炎属于中医"胃脘痛"范畴。

医案12　慢性腹泻（肾虚慢性腹泻）

王某某，女，45岁。黎明之前，肚脐周围作痛，肠鸣即泻，泻后痛减，大便稀薄，多混有不消化食物。腰腹部畏寒，四肢不温，小便清长，或夜尿频多。舌质淡胖多有齿痕，脉沉细无力。

【处方】白头翁、滑石、车前子、莲须、炒白术各30g，补骨脂、肉豆蔻、干姜、五味子、升麻、柴胡、诃子各10g，泽泻、茯苓各25g，锁阳、肉桂、甘松、白及各10g，儿茶3g，三七粉（冲服）3g，巴戟天、鹿角霜、白芥子各10g。按上方加减变化，治疗3周而愈，随访2年，未见复发。

【点评】腹泻是指排便次数多于平日，粪便稀薄，水分增加，或含有未消化食物或脓血。腹泻常伴有排便急迫感、肛门周围不适、失禁等症状。慢性腹泻是指病程在两个月以上的腹泻或间隔期在2~4周的复发性腹泻。可分为以下四种腹泻：

（1）高渗性腹泻。肠腔内渗透压增加，超过血浆渗透压，即可引起高渗性腹泻。一种是高渗性药物引起的，另一种是高渗性食物及奶制品引起的。其特点是禁食或停药后腹泻停止；粪便中可含有未经消化或吸收的食物或药物。

（2）吸收障碍性腹泻。是一种有弥漫性肠黏膜损伤的疾病，如病毒或细菌性肠炎、炎症性肠病、放射性肠损伤、成人乳糜泻等，由于水、电解质吸收障碍而发生的腹泻。其特点是禁食即可减轻腹泻；粪便由未吸收的电解质或其他物质所组成。

（3）分泌性腹泻。是指肠道分泌增多，引起大量肠液分泌，超过吸收能力即可引起的一种腹泻。其特点为粪便呈水样，量大，无脓血或脂肪过多；禁食对腹泻程度无影响。

（4）运动性腹泻。是指肠蠕动亢进，致使肠内容物过快通过肠腔，与黏膜接触时间过短，从而影响消化与吸收，发生腹泻。其特点一是粪便稀烂或水样，无渗出物；二是肠鸣伴有肠鸣音亢进和腹痛。

中医学将腹泻又称为泄泻，慢性腹泻即慢性泄泻，相当于"内伤腹泻"，如脾虚腹泻、肾虚腹泻、肝脾不和腹泻、食积腹泻等。而"外感腹泻"即急性腹泻，由外感湿、火、寒、痰、积等引起。

医案13　溃疡性结肠炎（大肠痰湿及湿热蕴积泄泻）

马某某，女，53岁。头皮有红色丘疹，晨泻，便不成型，便不爽，每日2～3次，左胁及左少腹胀痛。舌质红，舌体胖大，苔黄腻厚。

【处方】防风、蝉蜕、淫羊藿、乌梅各10g，锁阳、甘松、山豆根、白及、法半夏、桔梗各10g，珍珠粉（冲服）0.6g，莲须5g，红豆蔻、儿茶各3g，白花蛇舌草、白头翁、绵茵陈、滑石各30g，佛手、砂仁、陈皮、草豆蔻各10g。七剂显效。再按上方加减变化治疗3周而愈。

【点评】溃疡性结肠炎又称慢性非特异性结肠炎，是一种病因不明的直肠和结肠慢性炎性疾病。本病是一种自体免疫性疾病，发病涉及变态反应、遗传因素、神经因素，和结肠感染性疾病如细菌性痢疾相似。西医治疗，主要是用肾上腺糖皮质激素，如氢化可的松或地塞米松治疗。

中医学认为，本病的发病原因为遗传（先天禀赋）脾肾运化水湿及利水湿功能本来就不足，复加后天肺、脾、肾功能被损害，导致大肠痰湿及湿热蕴积，造成过敏性损害和湿热邪毒感染。常见肠黏膜充血、水肿、糜烂、慢性腹泻、黏液脓血便、腹痛和里急后重。病情轻重不等，多反复发作。

选用抗炎、抗过敏、免疫抑制、抗溃疡（糜烂）药为主；然后再随证论治，解决脾肾阳虚、瘀血、痰湿、湿热病症。

医案14

1.食欲不振（胃阴不足型厌食症）

王某某，男，8岁，胃脘痛，干呕，厌食，冬季易咳嗽，鼻出血，舌红干，苔白少津，脉细数。

【处方】半夏、石斛、沙参、竹茹、藕节、陈皮、苏梗、芦根各10g，麦冬20g，海螵蛸、白芍、生赭石各15g，肉苁蓉、厚朴、甘草各5g，延胡索、苍术、砂仁、旋覆花7.5g。7剂显效，复诊按原方7剂而愈。

2.食欲不振（脾肾阳虚兼肝经湿热型厌食症）

田某某，男，74岁，食欲不振1年，体重减轻5kg，口苦，身重，胃脘闷胀，冬季手足易凉，舌质嫩胖，色淡，有齿痕，苔白滑，脉沉弦而缓。

【处方】珍珠粉（冲服）0.6g，炒苍术、泽泻、川楝子、佩兰、砂仁、焦山楂、茯苓各15g，半夏曲、黄芩、草豆蔻、淫羊藿各10g，白头翁、车前子、滑石、龙胆草、绵茵陈、金钱草、马齿苋、炒白术各30g，柴胡、竹茹各20g。初诊7剂显效，再服3周而愈。

【点评】食欲不振，即饮食无味，不思饮食，亦称不欲食、纳呆、厌食等。本症病在脾胃，而脾胃为后天之本，特别是在慢性疾病中，食欲不振、食量减少将有碍身体的健康，尤其是药物治疗，亦需脾胃的运化才能发挥效力，故久病凡见此症，应特别重视。

医案15　膈肌痉挛（脾肾阳虚兼胃寒型呃逆）

陈某某，女，57岁，呃声不断并沉缓有力，得热则减，得寒则甚，手足不温，口中和，苔白润、脉迟缓。

【处方】天麻、丁香各10g，郁金、苏梗、枳实、石菖蒲、远志各20g，柿蒂15g，旋覆花20g，珍珠母、石决明、生赭石、炒白芍各30g，半夏、陈皮、厚朴、当归、川芎、炙甘草各15g，附子、白术、干姜、草豆蔻、高良姜、肉桂各10g，吴茱萸3g。用药1周，显效，再用药3周而愈。

【点评】呃逆是指胃气上逆，咽喉间频频呃呃作声。西医将此病诊断为膈肌痉挛。

医案16　顽固性便秘（虚性顽固性便秘）

潘某某，男，63岁。咽干少津，面色不泽，大便燥结，数日不通，努力便不出，努则汗出，气短，指甲无光泽，肢冷，身凉，喜热畏寒，口中和，小便清长，夜间多尿，舌质淡白，苔白润，脉沉细。

【处方】党参、黄芪、熟地黄、山药、山茱萸、天花粉各30g，白术、当归各50g，肉苁蓉、首乌、火麻仁、龟甲、菟丝子、紫苏子、柏子仁、杜仲各20g，枳实、阿胶、郁李仁、桃仁、瓜蒌仁、杏仁各15g，沉香、桑螵蛸、金樱子、鹿角胶、附子各10g，冬葵子30g。用药3剂，共为细末，每次服1汤匙，早晚饭后服用。每天服用则大便通畅。

【点评】大便秘结，即便秘。指粪便在肠道内滞留过久，排便时间延长，通常为4～7天排便一次，称为便秘。

顽固性便秘属于"虚秘"范畴，是指大便数日不通，解下困难，努责不出，用一般泻药尚可便出，不用泻药则又大便数日不通，经久不愈，可谓顽固性便秘。本症可由脾肺气虚、脾肾阳虚、血虚阴亏所致。

医案17　脂肪肝

张某，男，38岁，自诉B超检查诊断为重度脂肪肝。平时特爱吃肉，尤其喜欢吃肥肉。自觉肝区不适，有时胃饱胀嗳气，舌体胖大，苔腻厚，脉沉缓。

【处方】土鳖虫、银杏叶各10g，决明子、泽泻、生山楂、绵茵陈、葛根各30g，柴胡、陈皮、郁金、薤白、毛冬青、桔梗、全瓜蒌各20g，海藻、昆布各15g，骨碎补、菟丝子各10g，火麻仁、制大黄各15g。

忌食肥肉及油炸食品，多户外运动。按上方加减变化，治疗2个月，B超复查，脂肪肝好转。

医案18　胆囊炎

沈某某，男，41岁，自诉B超检查诊断为胆囊炎。右胁部胀痛，胃胀，嗳气，舌质色暗，苔薄而腻，脉弦。

【处方】柴胡、延胡索、郁金、枳实、金银花各20g，半夏、黄芩、木香、香附、川楝子、大腹皮、砂仁、陈皮、厚朴、三棱、莪术各15g，川军、草豆蔻、沉香各10g，白芍、绵茵陈、金钱草、连翘、蒲公英各30g。用药5剂显效，再进5剂而愈。

医案19　胆结石

李某某，女，54岁，B超检查诊断为胆结石。胆区刺痛，有时胃胀痛，嗳气。舌边微紫，苔薄而腻，脉弦。

【处方】柴胡、延胡索、郁金、枳实各20g，生川军、玄明粉、沉香、半夏、木香各10g，琥珀10g，三七10g，滑石30g，海金沙（包煎）30g，三棱、莪术、香附、川楝子、姜黄各15g，鸡内金、石韦、绵茵陈各30g，金钱草50g，王不留行25g。水煎服。药后1月临床症状消失。

医案20　急性肾小球肾炎（水湿浸渍型水肿病）

苏某某，男，20岁，全身水肿半个月，尿蛋白++++，水肿部位按之如泥，语声低弱重浊，小便短少，身重胸闷，纳呆泛恶，舌体胖嫩，苔白腻，脉沉缓。

【处方】木通、紫花地丁各15g，车前子、蒲公英、连翘、龙骨、牡蛎各30g，萹蓄25g，瞿麦、金银花各20g，萆薢60g，党参、黄芪、白术各50g，生茅根、芡实、莲须各25g，桑螵蛸15g。连服一个月痊愈。

【点评】急性肾小球肾炎，简称急性肾炎，急性起病，以血尿、蛋白、少尿，常有高血压、水肿，甚至氮质血症为临床特征的一组疾病。

多见于链球菌感染后，其他细菌如葡萄球菌（常见于感染性细菌性心内膜炎后）、肺炎球菌、伤寒杆菌、白喉杆菌及病毒、疟原虫等感染亦可引起。起病于前驱感染后1～3周。呼吸道感染之潜伏期，较皮肤翻染为短。起病较急，呈以下急性肾炎综合征表现：肉眼血尿，少尿，水肿，高血压；全身表现为疲乏、厌食、恶心、呕吐、腰部钝痛及头痛。实验室检查：全部患者有镜下血尿（红细胞数增多）；颗粒管型；轻、中度蛋白尿；尿残渣可见白细胞稍增多。

本病中医归属水肿病范畴，属于湿热之邪（细菌、病毒、疟原虫等）入侵感染，是因"正气"（卫气和肾气、肾阴，作为抗体）与"邪气"（风邪，致病链球菌的某些成分作为抗原），双方相互争战，"正"与"邪"纠缠交织在一起（免疫复合物），这些病理产物沉积于肾中。本病多属实证。根据辨证可分为风寒、风热、湿热，分别予以祛风（抗敏）、宣肺利水、祛湿热、凉血解毒等疗法治疗；热邪伤及肾阴应予以滋肾阴（增强体液免疫功能）疗法治疗。

医案21　慢性肾小球肾炎（脾肾阳虚型水肿病）

王某某，男，60岁，全身水肿7天，腰以下尤甚，水肿部位按之凹陷不起，尿蛋白++++，语声低弱，气不足以言，心悸气促，脘闷纳呆，腰部冷痛酸重。四肢厥冷，舌质淡胖，苔白腻，脉沉弱。面浮身肿，腰以下尤甚。心悸气促，脘闷纳呆，腰部冷痛酸重。四肢厥冷，水肿按之凹陷不起，脉沉弱。

【处方】党参、黄芪、茯苓、白术、山药、生茅根各50g，半夏、杏仁、地龙、蝉蜕、白僵蚕、牡丹皮、陈皮、生姜皮、地骨皮、大腹皮、茯苓皮各15g，补骨脂20g，泽泻25g，女贞子30g。连服30剂痊愈。

【点评】慢性肾小球肾炎，简称慢性肾炎，系由多种原发性肾小球疾病所导致的一组长病程（一年至数十年），以蛋白尿、血尿、水肿、高血压为临床表现的疾病。

中医学认为，本病归属水肿病范畴，是由"正气"（卫气和肾气、肾阴，作为抗体）与"邪气"（风邪，致病链球菌的某些成分作为抗原）相互争战，"正"与"邪"纠缠交织在一起形成免疫复合物，沉积于肾中，正气（肾）受伤而致病。本病属于正虚邪实，治疗原则应该是攻补兼施。

实证，根据辨证可分为风寒、风热、湿热，分别予以祛风（抗过敏）、宣肺利水、祛湿热、凉血解毒等疗法治疗；虚证，根据辨证可分为肾气虚、肾阴虚，予以补肾气（提高细胞免疫功能）、滋肾阴（增强体液免疫功能）疗法治疗。

升与降、利与涩、活血与止血、攻与补、清热与温肾同用。宣肺、健脾、理气；育阴利水法；蛋白尿用健脾固肾固精法；活血、扩张血管，可增加肾血流量。久治不愈瘀血证者，行气利水法；用祛风药与虫类药脱敏；祛痰湿，清湿热，利尿，可使蛋白尿减少；补气虚消除蛋白尿；血浆白蛋白极低者可配合食疗。

医案22　肾盂肾炎（脾肾两虚型淋证）

崔某某，女，67岁，尿常规检查有红细胞，尿蛋白＋，腰部隐痛，劳累后尤甚，胃纳减少，倦怠乏力，少腹胀滞，尿意频急，舌嫩，苔薄而腻，脉沉细无力。

【处方】党参、黄芪、白术、当归各10g，鱼腥草、绵茵陈、金钱草、车前子、木香、生茅根、滑石、熟地黄、山药、山茱萸各30g，白芍50g，藕节25g，女贞子30g，木瓜35g，败酱草、土茯苓各25g。服药10剂而愈。

【点评】泌尿系统感染中的肾盂肾炎是由细菌（极少数可由真菌、原虫、病毒）直接侵袭所引起。肾盂肾炎称为上尿路感染，尿道炎和膀胱炎则称为下尿路感染。由于临床上两者不易分开，常统称泌尿系统感染。下尿路感染可单独存在，而肾盂肾炎则一般伴有下尿路感染。临床上分为急性和慢性两期，好发于女性（已婚、育龄妇女，老年妇女和女婴）。

慢性肾盂肾炎较难完全治愈，症状消失后，仍可再次发作。炎症长期迁延不愈或急剧进行者，则有可能发展为尿毒症。

中医辨病认为，本病属于中医学中的"淋证""肾虚腰痛"范畴。急性肾盂肾炎及慢性肾盂肾炎急性发作，是湿热毒邪蕴结于膀胱，并伤及肾所致；慢性肾盂肾炎多属"肾虚"或"脾肾两虚"兼有膀胱湿热。

医案23　泌尿系统结石（湿热瘀滞型石淋）

赵某某，男，41岁，腰痛，病侧小腹绞痛，疼痛严重时呕吐，小便艰涩刺痛。B超诊断：右侧输尿管中段可见0.6cm×1.0cm结石影像。舌淡红，苔黄腻，脉弦数。

【处方】木香、通草、当归、郁金、琥珀、三七粉各10g，海金沙、滑石、鸡内金各30g，金钱草50g，绵茵陈、石韦各30g，三棱、莪术、路路通、皂角刺、大蓟、小蓟各15g，藕节、生茅根各25g，夏枯草、地龙各20g，穿破石10g。治疗6周，排出1枚0.4cm×0.1cm表面不光滑结石，症状完全消失。

【点评】泌尿系统结石包括肾、肾盂、输尿管、膀胱和尿道的结石，是泌尿系统常见疾病之一，属中医学"石淋""砂淋"及部分"血淋""气淋"的范畴。

中医学认为，本病是由湿热下注，尿液煎熬成石，阻塞尿系所致。常见腰痛，病侧小腹绞痛，可伴呕吐，小便艰涩刺痛，挟有沙石。B超诊断：泌尿系统结石。舌诊及脉象无明显变化。治法宜清热利湿，理气化瘀血，通畅泌尿系管道，溶石排石通淋。

医案24 乳糜尿（膀胱湿热型膏淋）

唐某某，男，42岁，尿混浊如米泔，有时夹滑腻之物，常有尿频尿短，排尿时有热涩感，或伴有轻度疼痛，舌红，苔黄腻，脉滑数。

【处方】茯苓、泽泻、天竺黄、琥珀、石菖蒲各10g，煅龙骨、煅牡蛎、萆薢、车前子、苦参、白头翁、鱼腥草、白花蛇舌草、重楼、败酱草各30g，大青叶、板蓝根、薏苡仁、滑石各20g，知母、黄柏各10g。用药7剂显效，效不更方，按原方再用药3周而愈。

【点评】乳糜尿，即尿液混浊不清，或尿完后，尿液不浑，留置稍长，沉积呈淀粉样者亦属本症。本病排尿时并无尿道涩痛的症状，或仅有轻度热涩疼痛。

中医学认为，本病归属于"膏淋""白浊"范畴，如膏如乳糜样者称为"膏淋"；或尿浊而色白如泔浆者称为"白浊"；由膀胱失约、脾不升清、肾失封藏、不能固摄体内的精华物质所致。膀胱失约即是膀胱气化功能（物质转化功能）失司，泌别失职，清浊不分，脂液下流，导致乳糜尿（中医称"膏淋""白浊"）的产生；脾虚气陷，不能升清降浊，统摄约束无力，精微下流，导致本病的产生；肾虚，肾失封藏，不能固摄体内的精华物质，脂液失约，导致本病的产生。治法为清热利湿，滋阴降火，分清泌浊；温肾补脾，固摄脂液及精微物质。

医案25 遗尿（肾阳虚型遗尿）

谭某某，男，10岁，睡中遗尿，畏寒肢冷，腰酸膝软，小便清长，舌色淡，呈寒冷样，脉沉细无力。

【处方】巴戟天、覆盆子、菟丝子、金樱子、制附子、补骨脂、桑螵蛸、白果各6g，党参、黄芪、乌梅、乌药、熟地黄、山药、生龙骨、生牡蛎、薤子各10g，莲须3g，益智仁、茯神、石菖蒲、远志各6g，五味子3g。服药5剂显效，再服药5剂而愈。

【点评】遗尿又称"尿床"，多于夜间睡眠中小便自遗，醒后方觉的一种病症。3周岁以上的儿童较多见。

中医学认为，本病辨证要点是膀胱失于约束；膀胱括约肌紧缩力不足，膀胱麻钝所致。肾气不足，下元虚寒，体质虚弱，脾肺气虚及不良习惯，导致膀胱失于约束而遗尿。治宜用补肺肾健脾法，增强膀胱固摄和约束力；醒神益智，改变膀胱的知觉麻钝状态。

医案26 血栓闭塞性脉管炎（寒凝血瘀型脱疽）

陈某某，男，39岁，初起右足部及小腿酸痛、间歇性跛行，继则出现右足趾持续性疼痛，夜间尤甚，皮肤苍白感冷，右足背动脉搏动消失，右足趾紫黯，发凉，舌紫黯有瘀斑，苔薄白腻，脉沉涩。

【处方】白花蛇3g，葛根、独活、地龙、水蛭、九香虫、三棱、莪术、丹参、桃仁、红花、泽兰、川芎、五灵脂、银杏叶、苏木、皂角刺各15g，穿山甲（已禁用）、血竭各3g，红参15g，蜈蚣3条，薏苡仁、茯苓各60g，制南星5g，全蝎、土鳖虫、白芥子10g，杏仁、秦艽、威灵仙各10g。

每日1剂，早晚服药后一小时再喝500mL开水，增加血容量，降低血黏稠度，并扩张血管，以助药力。按上方加减变化治疗一个月，疼痛减轻，右足趾颜色恢复正常。

【点评】血栓闭塞性脉管炎俗称"脉管炎"，是由周围脉管（中、小动脉及静脉）的慢性、持续性、进行性炎症造成血栓形成，而使血管腔闭塞的一种疾病。相当于中医学之"脱疽"。多发于下肢，初起仅足部或小腿酸痛、间歇性跛行，继则出现足趾持续性疼痛，夜间尤甚，皮肤苍白感冷，足背动脉及胫后动脉搏动消失，终则发生自下而上的坏死、脱落。

医案27 肥胖症（痰湿内蕴型单纯性肥胖症）

覃某某，女，47岁，活动后易疲乏无力，气促；高血压，左心室扩大，下肢有静脉曲张；血脂增高，血糖增高；闭经；胃纳亢进，善饥多食，便秘腹胀，脂肪肝；腰背痛、关节痛。舌胖嫩，色淡，苔薄白腻，脉弦长有力。

【处方】白芷20g，决明子、泽泻、生山楂、绵茵陈、葛根、鸡血藤各30g，琥珀、胆南星、天竺黄各10g，骨碎补、菟丝子各10g，柴胡、陈皮、郁金、薤白、桔梗、全瓜蒌各20g，海藻、昆布、毛冬青各15g，火麻仁、制大黄各10g。按上加减变化，治疗3个月，体重减少5kg，血脂正常，不适症状消失。随访至今，未见反弹。

【点评】当进食热量多于人体消耗量，而以脂肪形式储存于体内，体重超过标准体重的20%时，称为肥胖症。如无明显病因可寻者，则称单纯性肥胖症；具有明显病因者，称继发性肥胖症。

中医学认为，本病是由嗜食肥甘、痰湿内蕴、脾肾气虚、气化功能失职所致。

主症：少动嗜睡，活动后易疲乏无力，气促，可形成慢性肺心病而致心力衰竭；易致心肌劳损，左心室扩大而衰竭、全心衰竭。下肢易有静脉曲张、瘀血与血栓形成；呈高脂蛋白、高胆固醇血症，伴低密度脂蛋白血症；促发动脉粥样硬化、冠心病、糖尿病、胆石症等病；女性患者多经血量少，闭经、不孕、多囊卵巢及男性化症候群；男性多阳痿，类无睾症者常偏胖；食纳亢进，善饥多食，便秘腹胀等；肝脏可呈脂肪变性而肿大；易得腰背痛、关节痛，X线示骨关节炎性病变。

施治要点：长期坚持科学饮食、坚持体力劳动和运动锻炼，方能见效。抑制食欲，健脾除湿；安神与镇静药共用；用治甲状腺功能减退中药。

医案28 痹证（着痹湿痹）

熊某某，女，46岁，双膝关节酸楚疼痛、肿胀、重着不移、肌肉顽硬，苔白腻，脉濡缓。

【处方】秦艽20g，独活、防风、桂枝、附子、干姜各10g，细辛、炙甘草各5g，姜半夏、桔梗、陈皮各15g，木瓜、薏苡仁、萆薢各30g，防己、蚕沙、川牛膝、丝瓜络各15g，桃仁、红花、乳香、没药各10g，全蝎5g，蜈蚣3条。按上方加减变化，治疗1个月而愈。

【点评】痹证是指人体单纯感受风、寒、湿外邪（物理因素），没有免疫性病因，即所谓"风寒湿三气杂至，合而为痹也"。痹者，闭也，闭阻不通则痛。所致以肌肉、筋骨、关节发生疼痛、麻木、重着、屈伸不利等为主要表现的一组疾病。其风气胜者为行痹（风痹），寒气胜者为痛痹（寒痹），湿气胜者为着痹。

实验室检查：血沉、抗链球菌溶血素"O"试验、类风湿因子均为阴性。本病既不是风湿性关节炎，也不是类风湿关节炎。

中医学认为，痹证重点在于湿，无湿则不成痹。治湿的关键则在于温经通阳，如丽日当空，则阴霾自散，如浸湿衣物之烘干。即使有热像，也得用温经通阳药，如桂枝、附子、干姜、淫羊藿等，可同时配合用清热药，寒热并用。

医案29　血管性头痛（风寒外束，血虚不能养筋型头痛）

张某某，女，54岁，阵发性头痛，有搏动感，乏力，头晕，目涩昏花，头痛有紧束感，凉风吹拂则痛剧，唇舌色淡，苔薄白，脉弦紧而细数。

【处方】熟地黄、沙参、枸杞子、麦冬、白芍各20g，当归、生地黄、川楝子、藁本、荆芥穗、防风、白芷、薄荷、羌活各10g，细辛、肉桂、吴茱萸各5g，川芎15g。5剂而愈，随访至今，未见复发。

【点评】本论述的头痛包括难治性头痛、三叉神经痛和血管性头痛。难治性头痛属内伤性头痛。三叉神经痛是指在三叉神经分布区内反复发作、阵发性短暂剧烈疼痛。属中医"偏头风"症。

医案30　血管性头痛（肝肾阴虚，心肾不交型头痛）

秦某，女，26岁，头痛头晕，严重时干呕，健忘，耳鸣，多梦，近日失眠。舌红，苔薄白，脉弦细。

【处方】生地黄15g，沙参、枸杞子、麦冬、首乌、石菖蒲、远志各20g，川楝子、炒枣仁、茯神、菊花各15g，当归、川芎、藁本、知母、黄芩、黄连各10g，生甘草5g，生龙骨、生牡蛎、磁石各30g。

用药7剂显效，再进7剂而痊愈，随访至今未见复发。

医案31　血管性头痛（风扰瘀停型头痛）

李某某，女，53岁，发作性头痛，有血管搏动感，痛剧时伴呕吐，呕吐痰涎后头痛减轻，舌嫩胖，苔白滑，脉弦细。

【处方】白芍、生龙齿、钩藤各30g，薄荷10g，葛根、白芷各20g，细辛5g，石决明60g，川芎15g，防风10g，熟地黄、沙参各20g，泽泻15g，蜈蚣2条，吴茱萸6g，生赭石30g，半夏、茯苓各15g。

用药5剂显效，再进5剂而愈，随访至今，未见复发。

医案32　自汗（心火内炽，营卫不和型自汗）

邓某，男，31岁，自汗，盗汗，恶寒，手足瘛疭，舌嫩胖，有齿痕，苔黄腻厚，脉沉弦。

【处方】桂枝15g，白芍20g，生姜3片，大枣3枚，生山药20g，煅龙骨、煅牡蛎、生黄芪各30g，麻黄根10g，浮小麦20g，炒枣仁10g，黄芩、生地黄、知母各10g，百合15g。用药5剂显效，再用5剂而愈。

【点评】自汗是指人体不因劳累、天热穿衣过暖和服用发散药物，不管朝夕、动或不动，时常汗出的病症。

医案33　盗汗（湿阻中焦型）

罗某某，男，嗜食生冷肥甘，喜欢饮酒，盗汗常作，头痛如裹，胸闷身重，困倦，纳呆，口腻，舌质嫩，胖大，有齿痕，苔腻，脉濡缓。

【处方】藿香、半夏、茯苓、薏苡仁、白蔻仁、淡豆豉、厚朴各15g，糯稻根、苍术、陈皮各15g，麻黄根、五味子各10g，煅龙骨、煅牡蛎、浮小麦、党参、白术各30g。用药7剂显效，再用7剂痊愈。

【点评】盗汗，又称"寝汗"，是指人睡时汗出，醒来即止而言。"盗汗亦各有阴阳之证，……不得谓盗汗必属阴虚也。"以虚证为多见，也有虚实夹杂、气阴两虚之证。

医案34 耳聋、耳鸣（心肾不交、脾胃虚弱、痰火瘀阻、气滞血瘀兼型）

李某某，男，47岁，耳鸣、耳聋于劳累、午后、眠差、夜卧时加重，多梦，目干，视物模糊，耳鸣如蝉，虚烦失眠，心悸健忘，腰膝酸软，胸脘闷满，伴有头晕头痛，心烦急躁，胸胁胀满，舌色偏于紫黯，苔腻，脉弦滑。

【处方】龙胆草、白术各30g，茯神、炒枣仁各10g，磁石、生龙骨、生牡蛎、白芍各30g，熟地黄、生山药、山茱萸、怀牛膝各20g，当归、川芎、甘草、三棱、柴胡、香附、郁金、地龙、路路通、葛根各15g，石菖蒲、远志各20g，沉香3g。用药7剂显效，按上方加减变化，治疗1个月而愈。

【点评】耳鸣为耳聋之渐，耳聋为耳鸣之甚，两者不可绝对划分，故合并论治。本病先分虚实，实证为暴发性突发性，耳鸣声响大，音调低；虚证为逐渐发生性，耳鸣声响小，音调高，如蝉鸣。实证多因风、热、湿痰、瘀血所致；虚证多因脏腑虚损而成。虚证多见，而实证少见，暴病易治，久病者难医。

医案35 面神经麻痹（风痰阻络型口眼㖞斜）

冯某某，男，62岁，口眼㖞斜后，针灸治疗1个月，未见好转。形体肥胖，气虚湿盛，伏有痰饮，眼周色暗瘀滞，眼胞虚浮，患侧面肌麻木、发凉，有虫行感，伴有头晕，目眩，呕恶，舌体胖大，苔白腻，脉弦滑。

【处方】制南星6g，半夏、附子、白附子、鹿角霜、通草各15g，生姜3片，陈皮、茯苓、枳实、甘草、白术各10g，全蝎10g，僵蚕15g，蜈蚣3条，当归20g，桂枝、葛根各10g，白花蛇舌草30g。用药7剂显效，再用7剂痊愈。

【点评】面神经麻痹，即是口眼㖞斜，又称"面瘫""吊线风""歪嘴风"等。其症状为口眼㖞斜而不能闭合，风邪（病毒）客于面部阳明脉络，使气血运行异常，脉络失荣所致。口眼㖞斜一症，多列于中风门下。中风有中经络与中脏腑之分，风中经络则只见口眼㖞斜。本病用针灸治疗，大多数患者在一个月之内都能治愈。若患者体虚，气血不足，用针灸治疗一个月以上，仍不见效者，必须用中药治疗，才能痊愈。

医案36 失眠（心脾两虚型不寐）

程某某，女，37岁，失眠，多梦易醒，面色少华，倦怠，心悸，食少便溏，舌色淡，苔薄，脉细弱。

【处方】黄芪、炒枣仁、生山楂各30g，苍术、白术、茯神各15g，西洋参、当归、竹茹、枳壳、地龙各10g，木香、生甘草5g，远志、石菖蒲、决明子各20g，姜半夏、陈皮各15g。用药5剂显效，再用5剂而愈。

【点评】失眠，现代中医习惯统称为"不寐"。在《难经》中始称"不寐"，其他古代医籍中对此病的命名有多种，如"无眠""不睡""少睡""少寐""目不瞑""不得眠""不得卧"等。不寐是指经常性睡眠减少而言，或不易入睡，或寐而易醒，醒后不能再度入睡，甚或彻夜不眠，均属不寐。

医案37 抑郁症（肝郁脾虚型郁症）

常某某，女，68岁，2009年3月21日就诊。少言少动，心情抑郁。舌质色淡，舌嫩胖，有齿痕，苔白腻，脉细无力。

【处方】巴戟天10g，益智仁、茯苓、茯神、黄芩、姜半夏、当归、白术、薄荷、川芎、草果仁、枳实、石菖蒲、远志各10g，竹茹、柴胡、陈皮、菟丝子、覆盆子各20g，丹参、炒白芍、香附各15g，生姜3片。用药15剂已痊愈，随访至今，一直良好。

【点评】抑郁症，也称"忧郁症"，是指患者情感抑郁消极，情志不乐，情感活动病态衰退低落。典型的患者伴有自责、自罪和联想，动作迟缓。睡眠障碍以早醒最典型，也可有睡眠浅和入睡困难，并以显著乏力、食欲不振及一些模糊的主诉起病，极易误诊为"神经官能症"或某些内科疾病。患者常满脸愁容，比平时苍老憔悴。对任何事物都兴致索然，忧念丛生，悲观失望，甚至消极厌世，有轻生倾向。

中医学认为，本病病因为心血不足，气滞成痰，痰抑郁心神。心脾气虚而致心血不足，心神失养，心神受损。治宜振奋心肾之阳，益志，舒肝健脾，养心血，强心神，理气祛痰，抗抑郁。

医案38　不孕症（阴虚血热型不孕）

秦某，女，32岁，不孕3年，头晕耳鸣，失眠多梦，头痛，口干咽燥，面赤颧红，月经先期，量多色红，经漏（子宫功能性出血），潮热，盗汗，舌尖红，苔薄微黄，脉细数。

【处方】生地黄、牡丹皮、黄柏各10g，白芍、玄参、女贞子、旱莲草、龟甲各20g，黄连3g，阿胶珠、黄芩、知母各10g，石菖蒲、远志、炒枣仁、麦冬、生龙齿各20g。

按上方加减变化用药20剂后停药，半年后妊娠，足月产一女婴，随访5年，母女健康。

医案39　不孕（肝郁血滞型不孕）

郝某某，女，27岁，不孕3年，面部黄褐斑，乳胀痛，乳头作痒，溢乳，少腹胀痛，性急躁。舌边紫黯有瘀斑，脉弦。

【处方】柴胡、陈皮各20g，枳壳、路路通、橘核、当归、白芍、白术、茯苓、牡丹皮、香附、天花粉、五灵脂、生蒲黄、王不留行、桃仁、红花、土鳖虫各15g，川芎、郁金、青皮各10g，全蝎、露蜂房、甘草各6g，蜈蚣2条。按上方用药14剂后停药，2个月后妊娠，足月产一女婴。

【点评】不孕症是指育龄期妇女，婚后有正常规律性生活、未采取避孕措施，两年未妊娠者，称为不孕症。

中医辨病认为，不孕常由以下十证所致：胞冷、脾胃寒、胃寒、带脉急、肝郁、痰盛、相火旺、肾水衰、任督病、膀胱气化不利、气血虚不能摄精成孕。

治法：宜暖宫，补肾阳，提高排卵期体温，促进卵细胞发育成熟；疏肝解郁缓挛急；祛痰湿；清湿热；降相火；滋肾水，提供卵细胞发育成熟的营养；补气血，可摄精成孕。应根据月经周期分段，加减治疗不孕：经前期补肾阳，理气开郁；经间期温阳通络；月经期行气活血；经后期补肝肾。

医案40　先兆流产（外伤型堕胎小产）

吴某某，女，20岁，孕后5个月，因闪挫触撞，突然胎动不安，腰酸腹痛，阴道下血，色鲜红，神疲乏力，脉滑无力。

【处方】生地黄10g，生白芍、麦冬、女贞子、旱莲草、生地榆、山茱萸、生山药各30g，黄芩、炒续断、桑寄生、炒白术各15g，杜仲20g，生甘草、黄芪、升麻炭、柴胡、当归、紫苏、砂仁、炒陈皮、老南瓜蒂、人参、阿胶珠各10g。服药10剂而安，停药，至足月而产一健康男婴。

【点评】中医称流产为"堕胎"或"小产"，包括胎漏、胎动不安、堕胎、滑胎、胎萎不长等，胎漏、胎动不安、胎萎不长是流产的先兆，即先兆流产。

辨证要点：孕后突然阴道流血，胎动不安，有下坠感，或多因跌仆、闪挫、触撞，或持重涉远，损伤冲任，气血紊乱，不能载胎、养胎，腰酸腹痛，阴道下血，色鲜红，神疲乏力，脉滑无力。

治法：止血，补脾肾安胎；益气升阳，健脾安胎；补肾益气，固冲任安胎；理气，平肝安胎；益气补血，养胎安胎。

医案41　功能性子宫出血（肝肾阴虚冲任不固型崩漏）

薛某某，女，17岁，崩漏下血两年，血色浅淡，无瘀血块，血红蛋白最少时不足60g/L，无痛经史，乏力气短，易疲劳，腰酸膝软，舌质嫩，舌色浅淡，脉沉细无力。

【处方】党参、山茱萸、熟地黄、白术、黄芪各50g，白芍30g，益母草20g，升麻、柴胡各10g，生牡蛎30g，地榆炭50g，杜仲炭、白及、芡实、五味子、莲须各25g，胡黄连10g，麦冬、沙参、山药、女贞子、旱莲草各30g，石斛20g，知母10g，海螵蛸35g，桑叶15g，紫草15g，大蓟、小蓟各20g。用药10剂血止。再进10剂以善其后，随访3年未见复发。

【点评】功能性子宫出血是指子宫无器质性病变，但出现经血过多、过频，经间期出血功能性病变，属中医学"崩漏"范畴。实证本病常见于气虚血瘀、气滞血瘀、血热血瘀型、肺热迫及冲任，或其中的多型兼型。常见崩漏、痛经、经血色暗有块、血下痛减，舌暗或有瘀斑，脉涩。

治法：化瘀止血，化痰清热凉血，坚阴止血。虚证本病常见于脾肾两虚冲任不固型、肝肾虚亏冲任不固型，或兼型。常见崩漏，无痛经表现，有子宫功能性出血史，视力减退，四肢倦怠，纳少，乏力易疲劳，腰酸膝软，手心热，舌质嫩，色浅淡，脉细。治法：补肝肾之阴阳，固冲任；健脾益肾，调经止血；调肝肾之阴阳，可调整寒热错杂。

医案42　宫颈炎、宫颈糜烂（属湿热蕴积型带下病）

李某某，女，31岁，带下量多，色黄无味，腰酸痛，小腹微痛，月经色黑有块，舌体胖大，有齿痕，苔薄白腻，脉弦缓。

【处方】白术、苍术各15g，炒山药、炒白芍、冬瓜仁、土茯苓、鱼腥草各20g，党参、车前子、陈皮、红藤、泽兰、益母草、苏木、三棱各15g，荆芥穗、柴胡、山豆根、肉桂、炮姜、香附各10g，生甘草5g，败酱草25g，薏苡仁30g。

用药5剂后复诊，带下色黄量减少，舌脉同前。选用以下处方：贯众、苏木、三棱、莪术、赤芍、香附、延胡索、川楝子、苍术、党参各15g，鸡血藤、鱼腥草、败酱草、芡实各25g，当归、肉桂、炮姜、柴胡、升麻各10g，丹参、炒山药、白术、煅龙骨、煅牡蛎各30g。再用药5剂，服后已愈。随访3年，病情未见复发。

【点评】在正常情况下，妇女阴道内有少量白色黏液，无臭气，亦无局部刺激症状，起润滑和保护阴道表面的作用。若黏液增多，绵绵如带，并有临床其他症状者，称为带下病。若排出白色的黏液增多，称为白带；或排出黄色黏液，间或微有腥臭味，称为黄带；或排出赤白相杂的黏液，或时而排出赤色黏液，时而又排出白色黏液，称为赤白带。至于妊娠初期或月经前后带下增多，均属正常生理现象，不作病论。

现代医学认为，宫颈炎、宫颈糜烂均可在带下病中辨证治疗。常见带下量多，带下颜色乳白或黄色或赤白相杂或赤白交替，带下淋漓不断，舌胖，苔腻，脉濡治法为除湿消炎，固摄止带。

医案43 经闭（气滞血瘀兼肝肾亏损型）

马某某，女，31岁，经闭半年，小腹胀痛，胸闷，性急躁，腰背酸痛，四肢不温，舌嫩舌边有瘀点，脉沉弦细。

【处方】当归、川芎、赤芍、桃仁、三棱、莪术各15g，鳖甲25g，吴茱萸6g，肉桂、木香、血竭各5g，槟榔片、青皮、大黄、延胡索、鹿角霜、仙茅各10g，淫羊藿、巴戟天、菟丝子、覆盆子各20g，女贞子30g。服上方10剂，月信已至，随访3年，未见复发。

【点评】女子年满18岁，月经尚未来潮，或月经周期建立后，停经3个月以上者（已排除早孕）均称为经闭。前者为原发性经闭，后者为继发性经闭。

在辨证分型时，首先要通过与经闭并存的特异症状，鉴别患者属于哪一型经闭，而选择适当的药物。与经闭并存的特异症状可见于以下9类：①腰腹酸痛，属于气滞血瘀。②潮热，属于肝肾阴亏，阴虚血燥。③下利，属于血枯，利止经下。④便秘，属于血热血瘀，应泻火通经，应该用大黄消旧血，生新血。⑤肥胖，属于气弱伴痰湿，冲任壅塞。⑥盗汗、自汗、咳嗽，属于脾虚肾水枯。⑦溢乳，属于冲脉之气上逆，气机失于疏泄。⑧末梢瘀紫，指、趾、鼻头、耳廓（末梢）瘀紫，血瘀。

闭经包括肾气亏损型、气血虚弱型、气滞血瘀型、痰湿阻滞型、热伏冲任型、气滞血瘀兼肾气亏损型、肝肾亏损兼寒热错杂型、心肾不交兼风寒客于胞宫型。

辨证要点：月经量少，色红或褐，渐至经闭。一般无白带。腰背酸痛，头晕耳鸣，舌嫩，脉细。

治法：补肾益气养血；疏肝理气活血；温补脾肾祛痰湿；滋阴凉血，交通心肾。

医案44　盆腔炎（气滞血瘀兼肝肾亏损型）

朱某某，女，39岁，小腹胀痛，腰骶酸痛，经后加剧，黄赤带下，经量少或挟血块，乳胀腹痛。伴头晕耳鸣，肢倦乏力，小腿发软无力，舌体瘦嫩，舌质色暗，苔腻，脉弦涩。

【处方】连翘、蒲公英、丹参、鱼腥草、女贞子、旱莲草、山茱萸各30g，苏木、桃仁、赤芍、三棱、莪术、木香、香附、川楝子、延胡索、红藤、贯众各15g，败酱草25g，金银花、芡实、莲须各20g，小茴香、炮姜、肉桂各10g。按上方加减变化，调治一个月而痊愈。

【点评】慢性盆腔炎，其症状为腰骶疼痛，带下量多，月经不调，痛经，不孕。其体征可有宫颈糜烂，宫体增大，触及包块，宫体压痛，附件增厚压痛，后穹窿小结节。

慢性盆腔炎常见气滞血瘀型、湿热下注型、肝肾亏损兼复受外邪型、阴虚血热兼湿热下注逆气上冲型、气滞血瘀兼脾虚型。

常见临床表现为腰骶疼痛，小腹胀痛，经后加剧，带下量多，气秽，阴痒，月经不调，痛经，不孕；可有宫颈糜烂，宫体增大，触及包块，宫体压痛，附件增厚压痛，后穹窿小结节；舌质色暗，脉涩。

治法：清热祛湿消炎止带，行气化瘀止痛，补肝脾肾，固冲任，固摄止带。

医案45　卵巢囊肿（肝脾失调，兼湿郁化热型）

郝某某，女，37岁，体检时发现右侧卵巢囊肿，肿块处有压痛，兼见胸胁苦满，性急躁，经前乳房胀痛，面部黄褐斑，脉弦。

【处方】三棱、土鳖虫、地龙、红花、法半夏、柴胡、郁金、半枝莲、蒲公英、山慈菇各15g，水蛭、炙穿山甲（已禁用）各3g，茯苓、白花蛇舌草、丹参各20g，莪术、甘草、半边莲各10g，桂枝、牡丹皮、桃仁、赤芍各15g，白术、昆布、桔梗各15g，王不留行、泽兰、薏苡仁各30g，按上方连服30剂，复查囊肿缩小，自觉症状消失，随访至今，病情未见反复。

【点评】卵巢囊肿，属中医痰湿癥瘕"肠覃"范畴。古人对肿块生于胞脉者称为"肠覃"，可发生于任何年龄。其肿块初起如鸡蛋，仅在妇科检查时可发现，以后则逐渐增大如怀孕之状。肿块按之较软，能移动。肿块所在部位在"胞脉"，不是在"胞门"，所以月经无变化。

中医学认为，本病是由肝郁脾虚，肝脾失调，导致冲任胞脉（卵巢）气郁不和、气机不畅，气郁则津液不得疏泄运行，以致痰湿聚结于胞脉而为囊肿；气郁则血滞，使血管中的营液外渗聚集于胞脉（卵巢）而为囊肿；脾虚则津液不得正常运化，津液停聚于胞脉（卵巢）而为囊肿。

常见少腹部肿块，多以下腹部一侧向上增大，成球形，可移动，无触痛，肿块大小不一，最大者个别可达足月孕大小，小者仅在妇科检查时发现。月经大多正常，脉象及舌质变化不明显；或肿块处有压痛，兼见胸胁苦满，性急躁，经前乳房胀痛，面部黄褐斑，脉弦。

治法：调内分泌，理气活血，祛痰湿，消炎清湿热，软坚散结。

医案46　子宫肌瘤（血瘀痰湿阻滞型癥瘕）

王某某，女，37岁，经B超诊断为子宫肌瘤。月经周期不准，白带增多，有味，舌嫩胖，苔白滑，舌下脉络瘀滞，脉缓而涩。血瘀痰湿阻滞内分泌失调型子宫肌瘤。

【处方】王不留行、夏枯草、生牡蛎、苏子各30g，桃仁、路路通、炒延胡索、刘寄奴、三棱、炒莪术、土鳖虫、桂枝、甘草、红藤、败酱草各15g，制大黄10g，芒硝5g，血竭3g，全蝎5g，蜈蚣2条，炙穿山甲（已禁用）粉3g。

用上方加减变化，调治2个月停药。一年后B超复查，子宫肌瘤消失。随访至今未见复发。

【点评】子宫肌瘤，全称是子宫肌腺瘤，是由于子宫平滑肌纤维发生的良性肿瘤，属中医学"癥瘕"的范畴。

古人对肿块生于胞宫者称为"石瘕"。临床以小腹肿块、月经量多、疼痛及胀满等为特征，是妇科常见肿瘤之一。

中医学认为，本病是由于肝脾不和，冲任失调，内分泌失调，肌腺阻塞，导致冲任胞宫或胞门气郁不和、气机不畅，气滞则血瘀，津液不得疏泄运行，以致痰湿瘀血郁结于胞宫或胞门而为肿瘤。

辨证要点：胞宫（子宫）逐渐增大，发硬，一般无触痛。经血量多，有血块，经期延长或淋漓不断，周期不准。白带增多，有时为血性或脓样，有臭味。患者不易受孕，即或受孕亦易流产。舌质正常或暗红，脉弦细。

治法：理气活血化瘀，通畅肌腺，调内分泌，软坚散结消瘤。

医案47　乳腺增生（肝脾肾阳虚导致痰气血交阻型乳中结核）

梅某，女，41岁，肥胖，多毛，嗜睡，双侧乳房都有结块，大小不等，呈结节状，质稍硬，核如梅李，推之可动，日久以后，核大而痛，随月经来潮而症状增减，B超诊断为乳腺增生，舌质色淡暗，苔腻，脉弦。

【处方】生地榆、生牡蛎、黄芪、白芍各30g，柴胡、夏枯草、天花粉、僵蚕各20g，全蝎5g，青皮10g，蜈蚣2条，当归、赤芍、土鳖虫、海藻、淫羊藿、桂枝、附子、威灵仙、片姜黄、红花各15g，细辛5g。每日1剂，水煎服。按上方加减变化治疗4周，结块渐至消失，其他症状消除。随访一年，未见复发。

【点评】乳中结核是指乳房有大小不等的结块，状如核仁，推之可动的症状。《医宗金鉴》始称"乳中结核"。乳中结核不愈，日久亦可转化，变生"乳岩"（乳腺癌）。

中医学认为，本病与肝胃二经关系密切，是由于肝郁气滞，气滞血瘀，肝络失宣，肝藏血不足，导致冲任功能（内分泌）失调；肝郁或饮食不节可导致脾胃受损，脾胃运化升降受阻，湿聚成痰，痰凝气滞，痰气交阻，肝络失宣，乳腺脉络阻滞，逐渐形成乳腺增生（乳中结核）。

常见证候：乳中结核按之如梅李核，边缘清楚，质地韧实，表面光滑，推之能移，初期，硬而不坚，推之可动，日久核大而痛，或B超诊断为乳腺囊性增生，舌质暗，脉弦。治法：疏肝理气化痰，活血化瘀，滋补肝脾肾，软坚散结。

医案48　乳汁不行（气血虚弱型产后缺乳）

李某某，女，36岁，产后乳汁甚少，乳房无胀痛感，面色苍黄，皮肤干燥，食少便溏，畏寒神疲，头晕耳鸣，心悸气短，腰酸腿软；舌淡少苔，脉虚细。

【处方】紫河车5g，冬葵子15g，肉苁蓉、锁阳、射干各10g，党参、黄芪、当归、通草各15g，王不留行30g，麦冬、桔梗、炒白术、丹参各20g，茯苓、白芍、炒枳壳、穿山甲（已禁用）、天花粉、路路通各10g，漏芦15g，猪蹄1只，炖烂，汤肉同服。按上方加减变化治疗两周而愈。

【点评】产后乳汁甚少或全无，称为乳汁不行，亦称"缺乳"。本病不仅出现于产后，整个哺乳期均可出现。中医学认为妇人乳汁是由气血津液营养所化生。乳汁不行者是由于气血津液营养缺乏或其运行通道及乳腺管郁滞阻塞所致。脾胃虚弱，气血津液营养亏虚，供生成乳汁的化源不足，从而导致乳汁分泌减少，造成缺乳；产后情志抑郁，肝失调达，气机不畅，乳络（乳腺）涩滞不畅可致缺乳；产后气血瘀阻，经络壅滞，阻碍乳汁化生而致缺乳。乳汁不行，临证时辨别虚实最为重要。一般以乳房有无胀痛为认证要领。若乳房柔软无胀痛感，多属气血俱虚；若乳房硬痛拒按，或有身热，多属气血壅滞。治疗当遵"虚当补之，实当疏之"的原则。治法：补气益精血，疏肝理气，增加乳汁分泌量，活血化瘀，通乳络及乳腺管。

医案49　更年期综合征（阴阳俱虚，阴虚阳亢型）

汪某某，女，51岁，冬季手足易冷，夏季易热，对冷热耐受力差。尚未闭经，但月经紊乱，并见烘热汗出，心悸失眠，头晕，眼睑及双下肢轻度水肿，急躁易怒，舌嫩，脉沉细。

【处方】白芍、熟地黄、怀牛膝、山茱萸、生龙齿、生牡蛎各30g，首乌、砂仁各15g，锁阳、淫羊藿、覆盆子各10g，知母、丹参、红花各10g，车前子、茯苓、泽泻、牡丹皮各15g。服药10剂而愈。随访3年，未见复发。

【点评】更年期综合征是指妇女从生育年龄过渡到老年阶段，闭经前后（45~55岁），因卵巢功能减退给机体带来一系列衰老性改变，而引起的一组自主神经功能失调引起的症候群。包括心血管症状、精神症状及新陈代谢障碍，如高血压、面色潮红、眩晕耳鸣、眼花、健忘、焦虑、抑郁、神经过敏、易激动、情绪不稳定、关节肌肉疼痛、月经紊乱等。

中医学认为，本病是由于妇女闭经前后，即中年接近老年阶段，由于生育和生活脑体力消耗，元阴肾阴（阴精物质）消耗过半，导致阴阳不平衡，阴虚阳亢，使植物神经功能处于虚性亢奋状态而出现的症候群。

治宜补心肝肾之阴阳，滋阴潜阳，清邪热，疏肝解郁安神。

医案50　急性前列腺炎或慢性前列腺炎急性发作（下焦湿热型）

张某某，男，42岁，有前列腺炎病史，近日出现血尿，血精，尿道发痒，有灼热感，尿分叉，尿等待。舌体胖大，苔白腻，脉沉细无力。

【处方】琥珀粉（冲服）3g，土茯苓、败酱草、白头翁、白花蛇舌草、马齿苋、石韦各25g，鱼腥草、生地榆、益母草、薏苡仁、女贞子、旱莲草各30g，露蜂房、蚕沙、路路通、皂角刺、车前子、浙贝各15g，通草、黄柏、乌梅、五味子各10g。服药7剂显效，再进7剂而愈。随访1年，未见复发。

【点评】前列腺炎是不同病原菌通过多种途径侵犯前列腺所致的急、慢性炎症。有特异性和非特异性之分；也可分为滴虫性前列腺炎、化脓性前列腺炎、结核性前列腺炎、淋球菌性前列腺炎。本病可归属于中医学"湿热下注""淋浊"等范畴。

中医学认为，只有在辨病的基础上再进行辨证施治，才能药对其症，可收佳效。急性、慢性前列腺炎见症不同，治法亦不同。急性前列腺炎属湿热瘀阻，气化不利。

本病可伴有高热寒战，会阴部坠胀疼痛，尿频、尿急、尿痛，尿灼热不爽，尿点滴而下，尿余沥，甚至形成脓尿，自后尿道或直肠、会阴部穿出破溃；或大便秘结，或腰部疼痛，苔黄腻，脉滑数。

治法：着重清湿热，利尿通淋，疏通腺体，消炎透脓。

医案51　慢性前列腺炎发作期（肾虚下焦湿热型）

汤某某，男，27岁，慢性前列腺炎，小腹、会阴部胀痛，尿意频频，尿有灼热感，小便淋沥不爽，病程缠绵难愈，时轻时重，反复发作。兼有腰膝酸软，头晕耳鸣，尿意频频症状。舌嫩胖大，舌苔白腻，脉沉。

【处方】知母、昔柏、琥珀、木香、郁金各10g，生地榆50g，大青叶、板蓝根、茯苓、泽泻、牡丹皮、紫花地丁各15g，山茱萸、熟地黄、山药、连翘、女贞子、旱莲草各30g，天花粉、金银花各20g，白花蛇舌草、败酱草、半枝莲各25g。服药14剂而愈。随访3年，未见复发。

【点评】慢性前列腺炎，可出现会阴部不适或疼痛，尿频、小便挟精等，并可伴见性功能障碍和神经衰弱症状，如阳痿、早泄、失眠、多梦、健忘、头晕等。

中医学认为，慢性前列腺炎症属下元虚亏，瘀热凝阻，故其治疗着重滋肾，消瘀通关，亦补亦消，半补半消，攻补兼施。

辨证要点：病程缠绵难愈，时轻时重，反复发作，发作时，以下焦湿热症状为主，辨证缓解时以肾虚症状为主。慢性前列腺炎常以小腹、会阴部胀痛，尿意频频，尿有灼热感，小便淋沥不爽为特点。

治法：滋补肾阴，佐以清热利湿消炎，活血通络，行气导滞。

医案52　前列腺增生（下焦湿热型）

王某某，男，48岁，前列腺炎，前列腺肥大，尿等待，尿分叉，尿流变细，尿余沥，尿有灼热感，腰膝酸软，阴囊潮湿。舌嫩，胖大，舌边有齿痕，苔腻厚，脉沉缓。

【处方】党参、黄芪、浙贝母、败酱草、鱼腥草、石韦、车前子各20g，枳实、穿山甲（已禁用）、厚朴、黄柏、川楝子、丹参、赤芍、桃仁、红花各10g，王不留行、皂角刺、路路通、马齿苋、白头翁、蒲公英、续断、桑寄生各15g，琥珀粉（冲服）3g。服药14剂，症状消失，随访1年，未见复发。

【点评】前列腺增生是男性老年人的常见病，是前列腺体、平滑肌和纤维组织增生所致。主要表现为排尿困难，尿等待，尿分叉，尿流变细，排尿时间长，尿余沥，渐至尿潴留，亦可见尿路感染、肾积水或肾功能不全等表现。

中医学认为，前列腺增生肥大属中医"癃闭""淋证"范畴，因下焦湿热，肝郁气结，肾气亏虚，中气下陷及败精瘀浊阻窍而引起。

治法：温阳化气，行气活血化瘀，祛痰滞，软坚散结利窍。

医案53　阳痿（心肾阳虚，兼血寒血瘀型）

李某某，男，43岁，性功能减退，双下肢发凉，舌质嫩淡，苔白滑，双尺脉沉无力。

【处方】通草、淫羊藿、葛根、川芎、丹参、薤白、麦冬各15g，生山楂、生黄芪各30g，汉三七粉（冲服）3g，决明子、夏枯草、枸杞子、石菖蒲、远志各20g，龟甲、白僵蚕、山茱萸、炒枣仁各10g，天麻、五味子各6g，骨碎补、补骨脂各5g。服药10剂而愈。

【点评】阳痿是指男性阴茎不能勃起，或勃起不坚，或坚而不持久，致使不能维持正常性交者，相当于西医学中的阳痿。

中医学认为，本病是由于性功能障碍、性腺功能减退、性欲抑制、雄激素减少所致。总之是由于肾阳虚，肾气虚，也就是肾功能虚。性功能障碍，房事受干扰，性欲减退，心神、兴奋被抑郁所致。

阳痿常见肾阳亏虚型、肾气虚型、海绵体充血不足（血瘀）型、心脾两虚型、下焦湿热型、肝寒型、肝郁气滞型、气血虚弱型、心肾不交型。

治法：应重点补气、补功能；兴奋、条达、解除干扰，舒畅心神，补肾益志，增强自信。

医案54　遗精（肾阳虚兼湿热下注型）

于某某，男，21岁，多有梦遗精，偶尔无梦而滑精，时或烦热，手足清冷，畏寒，蜷卧，阴部潮湿，小便黄赤，舌体胖大有齿痕，舌苔腻，脉滑或数。

【处方】苍术、白术、半夏、陈皮、枳实、茯苓、柴胡、鸡内金、神曲、苦参各15g，知母、黄柏各10g，甘草5g，莲子、煅龙骨、煅牡蛎各30g，桑螵蛸、金樱子各15g。用药5剂显效，再进5剂而愈。

【点评】遗精、滑精即不性交而精自溢泄。一般性成熟后的健康男性，每月遗精1～2次是正常生理现象，即所谓精满自溢，溢者自遗而新者自生。是以无病，不药可也。本病是指精液溢泄次数频繁，并出现全身症状者，方为病症。历代医家均归属于"虚劳"范围，有梦而遗称梦遗，无梦而遗，称滑精。大抵有梦而遗者轻，无梦而遗者重。

中医学认为，本病"变幻虽多，不越乎有梦、无梦、湿热三者之范围而已"。有梦而遗者，责之心火；无梦而遗者，责之肾虚；湿热所致遗精者，责之肝郁脾胃湿热，阴火扰动精室所致本病。思慕不遂日久则伤心，心火焚燎，心藏神，神伤于上则精遥于下，而遗精；肾主闭藏，肝司疏泄，心君火一动，肝肾相火随之而妄动，动则精自遗；肾藏精，为封藏之本，肾气亏损，则精关难以固摄，而精滑无度；脑力劳动繁重，思虑伤心脾，或饮食厚味太过，脾胃湿热气化不清，阴火扰动，精随而出。

治法：有梦者，责之相火之强，当清心肝之火，病自可已；无梦者，全属肾虚不固，又当专用补涩，以固其脱，若湿热为病，当清利其湿热。

医案55　男性不育（肾气虚少精型）

刘某，男，37岁，男性不育，精液不液化，精子数少、活动率低、症见乏力易疲劳，腰膝酸软，性欲淡漠，阳痿早泄，舌淡嫩胖或舌红有齿印，脉沉细，重按无力。

【处方】蛇床子、金樱子、地肤子、菟丝子、覆盆子、五味子、车前子、枸杞子、女贞子、沙苑子、决明子、紫河车、黄精、制首乌、桑螵蛸、当归、鹿角霜、肉苁蓉、泽泻、当归、知母、黄柏各10g，太子参、生黄芪各15g，熟地黄、山茱萸、白术各30g，蜈蚣2条。

按上方加减变化治疗3个月，化验精子计数、活动率、精液液化时间等各项均正常。其后，患者的妻子已孕，足月产一女婴，至今发育正常。

【点评】男性不育是指育龄夫妇同居两年以上，性生活正常，未采取任何避孕措施，女性妇科检查正常，由于男子性生理功能或生殖器官异常，而致女方不能受孕者。西医学中的各种原因导致的男性不育均属此范畴。

中医学认为，肾主藏精，有繁衍后代的生育功能。本病是由于肾虚导致精的生化功能失常，引起精液异常（无精或少精、精液质量差、精液不液化）病变所致；肾气、肾阴、肾阳俱虚，导致无精或精子计数低；肾阳虚导致精子活动力迟缓和成活率低；肾气阴虚两虚，导致死精过多；湿浊瘀阻，郁久化热，耗伤阴液，以致精液黏稠而不液化（正常情况下精液排出体外30min左右即自行液化，若1h后仍不液化，则称精液不液化症）；肝郁血瘀导致精子畸形；精索静脉曲张导致睾丸血瘀，睾丸生化精子功能减低，造成精子减少。

本病常见于精索静脉曲张少精型、肾气虚少精型、肾阳虚精子成活率低活动迟缓型、肾阴虚精子成活率低活动迟缓型、寒热错杂精子成活率低活动迟缓型、精液不液化型。

治宜活血通络；补肾气、肾阳、肾阴、健脾而生精；滋阴降火，祛痰湿，降温稀释精液。

医案56 复发性口疮（中气不足型）

杨某某，女，27岁，反复性口疮5年，口疮虽单个或数个发生，却反复患发作，迁延不愈，时轻时重，遇劳即发，疮面色淡，无红肿，疼痛较轻，大便不实。并有面部痤疮，月经前期加重，舌体胖大，色淡，苔白腻，脉细数无力。

【处方】防风、蚕沙、胡黄连、生甘草、巴戟天、玉竹、白花蛇舌草各10g，珍珠粉（冲服）0.6g，儿茶3g，车前草20g，金银花、牡丹皮、苍术、槐花各15g，白头翁、薏苡仁、萆薢各30g，土茯苓25g，生甘草6g。

按上方加减变化治疗一个月，口疮及面部痤疮均愈，随访至今，未见复发。

【点评】口中生疮简称"口疮"，是指口腔黏膜及舌体表面溃破糜烂，出现一个或多个溃疡而言。本病具有复发性，病情缠绵，久治不愈的特点。一般将口中溃疡、范围局限、病情较轻者称为"口疮"；口中糜烂如腐、范围较大、病情较重者称为"口糜"。本病具有反复发作、缠绵难愈的特点，常称为复发性口疮。

中医学认为，本病是由于胃肠功能紊乱，脾胃升清降浊功能失职；神经功能失调，心肾不交，心火上炎；细菌病毒感染，感受湿毒之邪；免疫功能失调，正虚邪实所致。本病有虚实之分，暴病多实火，久病多虚火，虚火又有阴虚和气虚两端。三者又密切相关，实火迁延不除，必灼伤阴液，耗伤正气；阴虚日久必伤及气，气虚常伴阴虚证候。

实火可用苦寒药（抗菌抗病毒药）直折火势（消炎），虚火则切忌苦寒，或养阴，或补气。在内服药的同时，局部可酌情外用药。

医案57 慢性咽炎（梅核气）

尹某某，男，56岁，慢性咽炎，咽部不适，有异物感，咽痒，咳嗽，胸闷。舌色发暗，苔薄白腻，脉弦。

【处方】桑叶、菊花、甘草、五味子、山豆根各

10g，三棱、莪术、玉竹、射干、山慈菇、海浮石、僵蚕、莲子、诃子各10g，百合、白芍、白花蛇舌草各30g，橘红、橘络、橘核、荔枝核、夏枯草各15g。5剂显效，再进5剂而愈。

【点评】慢性咽炎是由于病毒、链球菌、淋球菌、梭菌螺旋体等感染后引起的，可呈现颗粒性、溃疡性、疱疹性、肥大性、萎缩性等病理改变。其中以颗粒性咽炎最为常见。本病咽喉部似有异物梗阻，咯之不出，咽之不下。但不妨碍饮食进入。

中医学认为，本病是由于卫气不足，反复外感，咽部发炎，痰气互结，肺阴不足，咽部乏津，咽部黏膜炎性增生，黏膜肥厚、结节、颗粒所致。

常见自觉咽干，咽部不适，有异物梗阻感，咯之不出，咽之不下，可伴有咽痒，刺激性咳嗽。咽部可见到充血并且色轻度紫黯，舌色发暗，苔薄白腻，脉弦。治宜滋阴泻火，抗菌抗病毒，软坚散结。

医案58　过敏性鼻炎

赵某某，女，44岁，有时鼻塞流涕，每天打数十个喷嚏；咽中有异物感，有时咽痒引起刺激性咳嗽。舌嫩，苔薄白，脉细无力。

【处方】桂枝、防风、生黄芪、巴戟天、辛夷、苍耳子、乌梅、蝉蜕各10g，生白芍、玉竹、生甘草各15g，鱼腥草、白花蛇舌草各30g，杏仁、射干各10g，丹参、夏枯草、浙贝母、桔梗各15g，白术、玄参、熟地黄、沙参各20g，露蜂房6g。用药5剂显效，按原方再用5剂而愈。

【点评】过敏性鼻炎又叫"变态反应性鼻炎"，是身体对某些过敏原，如花粉、尘螨等，敏感性增高而引起的鼻部异常反应。

本病常突然发作，鼻内奇痒难受，打喷嚏不止，有大量清水样鼻涕，有时因鼻塞、遇冷、气候变化或接触某些过敏物而加重，舌诊和脉象大致无明显变化，重症患者可伴过敏性哮喘发作。

中医学认为，本病是由于肺气虚则卫表不固，卫气虚，则营卫不和，肺失宣肃，鼻失所养，鼻窍不利，外物刺激鼻窍，"卫气"防卫功能失控，以抗不适应自我的外物，敏感反应，正邪相搏则为痒为嚏为涕为塞而发病。治宜调和营卫，补肺固表，脱敏，通利鼻窍。

医案59　荨麻疹（风热型皮肤风疹）

张某某，男，50岁，面部红，微肿，全身有丘疹瘙痒，呈红色，堆积连成片，局部有灼热感，遇热加剧，遇冷缓解。舌质红，苔薄黄，脉浮数。

【处方】防风、辛夷、羌活、蚕沙、蝉蜕、金钱草、生甘草、鱼腥草、白花蛇舌草、陈皮、郁金、生石决明、重楼、牡丹皮各10g；黄芩、白鲜皮各15g；山豆根、胡黄连、地肤子各10g，生茅根25g。连服10剂而愈。

【点评】荨麻疹是一种常见的过敏性皮肤病，其临床表现为局限性风疹块样损害，高出皮肤的斑丘疹，常堆积成块，融合成片。多骤然发生或迅速消退，而不留任何痕迹，有剧烈瘙痒及烧灼感，俗称"风疙瘩"。

中医学认为，本病是由于体内湿气严重，与外界物质接触时，容易发生抗原抗体反应，即过敏反应。皮肤是人体最表层，肺主皮毛，凡是呼吸道及皮肤接触病毒、尘螨、霉菌等，人体的免疫系统（营卫的防御功能）就会对以上物质而进行攻击，在皮肤部位发生抗原抗体反应，遂出现荨麻疹样病变。

祛湿是本病的治疗重点，疏风祛湿，抑制免疫，脱敏。

医案60　湿疹（湿热、血热、阴伤邪恋型）

徐某某，男，62岁，皮肤出现粟疹和红斑，色鲜红，瘙痒，常与水疱同时出现，瘙痒明显，皮肤糜烂面色暗红，渗水少而不易干燥，同时在其他部位尚有水疱存在，持续时日较长，结痂反复出现，皮肤干燥有脱痂，无其他全身症状，舌嫩红，舌中心部位苔黄腻厚，脉沉缓。

【处方】银柴胡、巴戟天、金银花、山豆根、牡丹皮、黄柏、防风、辛夷、羌活、蚕沙、蝉蜕、生甘草、玉竹、重楼各10g，金钱草、鱼腥草、白花蛇舌草、石决明各30g，陈皮、郁金各20g，阿魏3g。用药7剂，显效，守方不变，再用药4周痊愈，随访至今，未见复发。

【点评】湿疹是一种常见的过敏性皮肤病。因本病无真菌感染和滋生，所以皮肤不起鳞屑。而银屑病和神经性皮炎均有真菌感染滋生，皮肤都起鳞屑。

湿疹可分为变应性接触性湿疹；泛发性湿疹；龟裂性湿疹；钱币状湿疹；湿疹样皮炎；脂溢性湿疹；疱疹性湿疹。

本病特征为皮疹具有多形性、易渗出、皮肤起水疱、脓疱，自觉瘙痒，因搔抓或摩擦后，破溃而渗出脂液，形成皮肤湿烂，常反复发作。

中医学认为，本病是由于素体内湿气太盛，肺、脾、肾功能较弱，因而机体排湿功能减弱，致使湿气内存，复加外因外湿（过敏因素）干扰，可出现湿疹样病变。祛湿是本病的治疗重点，祛湿除风，抑制免疫，脱敏。祛风既可抗过敏，因为风能干燥潮湿，而除湿可稳定身体体液免疫的内环境，就不会发生抗原抗体反应。

医案61 神经性皮炎

冯某某，男，47岁，双手手腕部皮肤呈苔藓样变，起鳞屑，明显对称性，阵发性剧痒，失眠健忘，舌尖红，苔薄黄腻，脉弦数。

【处方】夜交藤、生龙齿、炒枣仁、枸杞子、白鲜皮、苦参、熟地黄、白芍各30g，花椒3g，柴胡、石菖蒲、远志各20g，川芎、茯神、合欢皮、蛇床子各15g，肉桂、黄芩、黄连、黄柏、知母、天花粉、山豆根各10g，全蝎5g，蜈蚣3条。按上方加减变化，治疗2个月而愈。

【点评】神经性皮炎是一种皮肤神经功能障碍性皮肤病，可伴有神经功能紊乱。神经性皮炎可分为：局限性神经性皮炎、泛发性神经性皮炎、弥漫性神经性皮炎。

本病皮损呈苔藓样变，起鳞屑，明显对称性，不倾向湿润化和阵发性剧痒是本病的特点，可伴有心烦眠差，大便干燥，小便短黄，舌红苔黄，脉数。

中医学认为，本病是由心肾不交，心火炽盛，肾水亏虚，引起血热、血燥，热毒内蕴，外壅肌肤，利于真菌滋生所致。

治法：养血清热，交通心肾，安神，抗真菌。

医案62　痤疮（湿热毒兼血瘀型）

陈某某，男，17岁，面部出现米粒大丘疹，丘疹顶端常有小脓疮，周围有轻度红，自觉疼痛，脓疮此起彼落，反复不断，脓疮消退后，皮肤表面遗留凹陷性小瘢痕，形如桶皮。皮肤表面高低不平，严重时感染成脓疱，局部红肿疼痛，颜面皮肤出油较多。舌质暗红，舌尖红，苔薄白腻，脉弦缓。

【处方】土茯苓25g，生薏苡仁、草薢、车前子、板蓝根、生山楂各30g，泽泻、龙胆草各20g，牡丹皮、黄芩、川楝子、紫草、白鲜皮、苦参、大腹皮各15g，栀子、银柴胡、生地黄、熟大黄、银柴胡、防风、黄柏、神曲、草豆蔻、苍术各10g。

连续用药14剂，复诊，原痤疮明显消散，仍有新起的小丘疹，不过很快就消退，舌尖红减轻，脉弦缓。

复诊处方如下。

【处方】槐花、红花、桃仁、紫花地丁、黄芩、藿香、竹叶、赤芍各15g，橘核、荔枝核、土贝母、凌霄花、草豆蔻、苍术、蝉蜕、神曲、银柴胡各10g，马勃、黄连、牛蒡子各6g，土茯苓25g，野菊花、生石膏、龙胆、生薏苡仁各30g。

按此方加减变化，治疗60天而痊愈。

【点评】现在俗称为"粉刺"，常发于颜面和胸背部的毛囊性红色丘疹，或黑头粉刺、脓疱、结节、囊肿等。

常见颜面部有毛囊性丘疹，也可见于胸背部，形如粟米大小，可挤出白粉色油状物质，间或有黑头粉刺，此起彼落，反复不断，丘疹消退后，皮肤表面可遗留凹陷性小瘢痕，形如橘皮。

中医学认为，本病是由于火热湿熏蒸，火热之性趋上，蒸腾于人体上部面部或胸背部，复加某些原因引起皮肤腺体口闭塞，滋润皮肤的油脂或汗液不得宣泄，导致面部胸背部皮肤的腺体郁积，郁而化热，而致本病。治法：解表达皮，开启皮肤腺孔，凉血清肺胃热，除湿解毒，活血化瘀散结。

医案63 脱发（阴血亏虚型）

刘某某，女，42岁，脱发，头发油亮光泽屑多，无断发现象，脱发发生在头顶或两额角，经常脱发，常有头皮痒，耳鸣，腰酸肢乏。舌红，苔少，脉细数。

【处方】当归25g，川芎15g，白芍、熟地黄各30g，天麻、羌活各10g，木瓜35g，菟丝子、首乌、桑椹各20g，黑芝麻、女贞子、旱莲草、龟甲各30g，丝瓜络、路路通各15g，桃仁、红花各15g。按上方加减变化，调治2个月而愈。随访至今一切均好。

【点评】脱发可见于多种疾病，本文专就以脱发为主症者进行讨论，其他疾病所致的脱发不予论述。常见头发脱落，一般无全身症状或不明显，舌红或淡暗，脉细。

中医学认为，本病是由于精神刺激，心绪烦扰，心火亢盛，血热生风，风动发落；或由于肝肾亏虚，阴血不足，发为血之余，血虚不能荣养毛发则脱落；或由于肌肤腠理不密，汗出当风，风邪乘虚而入，风盛血燥，发失所养而脱落；或由于久病或产后等原因，气血渐虚，不能荣润，而须发脱落；或由于瘀血不去，新血不生，血不养发而脱发。

治法：清热凉血，滋补肝肾，补气养血，消风活血通络生发。

医案64　慢性非萎缩性胃炎（肝郁脾虚，气阴两伤胃痞）

郝某某，女，43岁，胃脘胀满不适，嗳气，自汗，手足心热，夜间为甚，脱发，无口干，无反酸、烧心，无恶心、呕吐，纳食少，寐差，胆怯易惊，情绪低落，大便每日1～2次，质有时偏干，小便淋漓不尽。舌暗红，少苔，脉弦细。电子胃镜示慢性非萎缩性胃炎。

【处方】柴胡12g、黄芩69g、香附20g、佛手10g、青皮15g、沙参15g、麦冬20g、女贞子20g、旱莲草20g、山茱萸9g、首乌藤15g、枳实15g、炒白术15g、太子参12g、百合20g、乌药12g。7剂，每日1剂，水煎取汁300mL，分早晚饭后2h温服。服1个月症状缓解。

【点评】胃痞是胃部常见疾病，相当于西医的慢性非萎缩性胃炎、功能性消化不良、胃下垂等，指心下痞塞，胸膈满闷，触之无形，得食则胀，嗳气则舒，按之不痛、望无胀大。多为慢性起病，时轻时重，反复发作，缠绵难愈。其发病和加重常与饮食、情绪、起居、冷暖等诱因有关。

医案65　慢性非萎缩性胃炎（湿热中阻胃痞）

杨某某，女，38岁。胃胀，烧心，嗳气频发，口干口苦，反酸，时有反食，纳差，夜寐欠安，大便困难，每日1次，小便，舌质红，苔薄黄腻，脉弦滑。电子胃镜示慢性非萎缩性胃炎；查14℃呼气试验阳性。

【处方】石菖蒲20g、郁金12g、百合20g、乌药12g、柴胡6g、茵陈12g、醋延胡索15g、当归12g、生白芍20g、合欢皮12g、黄芩6g、蒲公英20g、香橼15g、炒枳实15g、茯苓15g、白花蛇舌草15g、石见穿15g。7剂，每日1剂，水煎取汁300mL，分早晚饭后2h温服。服1个月症状缓解。

【点评】本案中，患者的西医诊断明确，为慢性非萎缩性胃炎伴幽门螺杆菌（Hp）感染。Hp感染在胃部疾病的发生及发展中起到重要作用，临床对Hp的重视程度也日益提高。对于明确Hp感染的患者，建议行杀菌治疗，推荐四联杀菌方案。

医案66　右肺下叶肺炎（实热肺炎）

季某某，男，47岁。因3天前淋雨，后开始发热，心悸，咳而气喘，痰黄稠，口鼻气热，胸痛，胸闷，经某医院确诊为右肺下叶肺炎。舌苔黄，脉数。

【处方】羚羊角（水牛角代）粉（冲服）0.9g，葶苈子、桑白皮、黄芩各15g，重楼、蒲公英、败酱草、鱼腥草、冬瓜仁、炒薏苡仁各30g，贝母、皂角刺各15g，生甘草10g，芦根25g。用上方加减变化3周而愈，随访2年，未见任何后遗症。

【点评】肺炎是肺实质的炎症，可由多种病原体引起，如细菌、真菌、病毒、寄生虫等，其他如放射线、化学、过敏因素等亦能引起肺炎。

正常的呼吸道防御机制（支气管内纤毛运载系统、肺泡内的吞噬细胞等）使气管隆凸以下的呼吸道无菌。许多因素可以损伤这些防御功能和人体免疫力，致使病原体到达下呼吸道，滋生繁殖，引起肺泡毛细血管充血、水肿，肺泡内有纤维蛋白渗出和细胞浸润。临床上有发热、心悸、气促、肺浸润、炎变体征和X线表现。中医治疗以清肺热、祛痰、养肺阴为主。

医案67 肺脓肿（肺痈）

闫某某，男，51岁。发热、咳嗽、胸闷、胸痛隐隐，转侧不利，咳吐脓痰，气味腥臭，口干烦渴而不欲饮，舌红，脉滑数。X线胸片诊断为右肺上叶肺脓肿。

【处方】羚羊角（水牛角代）1.5g，败酱草、芦根各25g，皂角刺、桃仁、当归、川芎、三七各10g，薏苡仁、冬瓜仁、连翘、蒲公英各30g，黄芩、紫花地丁、金银花各15g，生黄芪10g，生莱菔子、桔梗各20g，胆南星、天竺黄、神曲各10g。每日1剂，水煎服。

配合西药菌必治静脉滴注，每日1次，中西药共用2周，各种症状完全消失，X线胸片显示右肺病灶已吸收。

【点评】肺脓肿是肺化脓性感染的一个主要类型，开始时可能是肺组织的感染性炎症，随后发展至中央性坏死，当坏死组织破溃进入支气管，即形成空腔，其外周常为肉芽组织所包围。

临床特征为高热、咳嗽，咳大量脓性或臭味痰。多发于壮年，男性多于女性。典型症状是寒战、高热、咳嗽、胸闷、胸痛，转侧不利，甚则喘不能卧，炎症延及胸膜时可出现刺激性干咳，胸痛并与呼吸运动有关，因而患者都取浅速呼吸，减轻痛感。

肺脓肿的病理变化主要是炎症破坏和部分修复交织在一起，其性质和程度与病原菌的毒力、机体抵抗力和局部组织反应等因素有关。机体抵抗力低下，致病菌毒力强，局部反应如血栓形成或反应强烈，则病变呈急性，组织迅速坏死液化。厌氧菌感染时，组织坏死倾向大于一般细菌，如有血流受阻，血供不足更可助长厌氧菌的生长繁殖。脓肿部分与支气管相通，故脓液和破坏组织得以部分排出，但空腔表面常见残留坏死组织。

中医学认为，本病是湿热蕴肺，瘀血阻隔"卫气"，属于肺痈范畴。治疗原则是清肺热，解毒排脓，排痰，活血祛瘀，不可止咳。